Andrea Helten

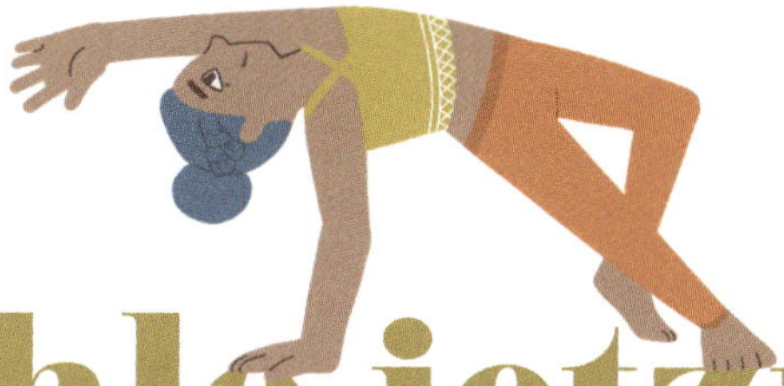

Ich zähle jetzt bis Ommm

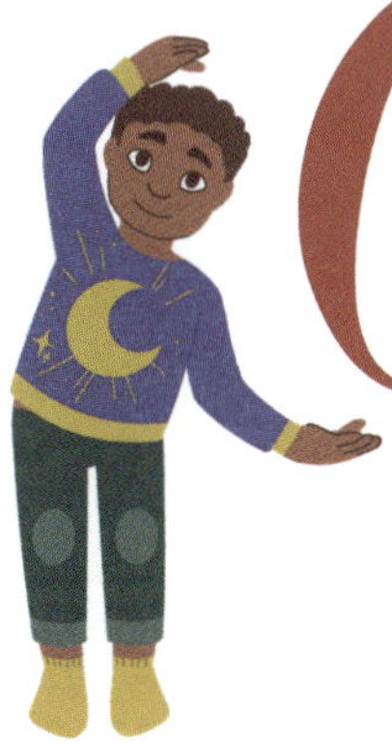

Mit Yoga, Achtsamkeit und Selbstfürsorge entspannt durch den Familienalltag

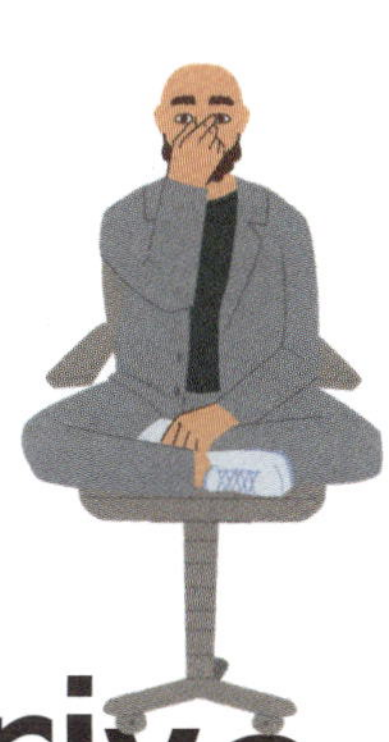

riva

Inhalt

Andrea Helten

Ich zähle jetzt bis *Ommm*

Bibliografische Information der Deutschen Nationalbibliothek
Die Deutsche Nationalbibliothek verzeichnet diese Publikation in der Deutschen Nationalbibliografie.
Detaillierte bibliografische Daten sind im Internet über http://dnb.d-nb.de abrufbar.

Für Fragen und Anregungen
info@rivaverlag.de

Wichtige Hinweise
Dieses Buch ist für Lernzwecke gedacht. Es stellt keinen Ersatz für eine individuelle medizinische Beratung dar und sollte auch nicht als solcher benutzt werden. Wenn Sie medizinischen Rat einholen wollen, konsultieren Sie bitte einen qualifizierten Arzt. Der Verlag und die Autorin haften für keine nachteiligen Auswirkungen, die in einem direkten oder indirekten Zusammenhang mit den Informationen stehen, die in diesem Buch enthalten sind.

Originalausgabe
1. Auflage 2023

Türkenstraße 89
80799 München
Tel.: 089 651285-0
Fax: 089 652096

Redaktion: Susanne Schneider
Umschlaggestaltung: Manuela Amode
Umschlagabbildung: Katharina Borgs
Illustrationen: Katharina Borgs
Autorenfoto: Jules Villbrandt
Layout: Katja Muggli
Satz: Daniel Förster
Druck: Florjancic Tisk d.o.o., Slowenien
Printed in the EU

ISBN Print 978-3-7423-2321-7
ISBN E-Book (PDF) 978-3-7453-2113-5
ISBN E-Book (EPUB, Mobi) 978-3-7453-2112-8

»Das Ganze ist mehr als die Summe seiner Teile.«

Aristoteles

Das kraftvolle Potenzial der Familie spüren

Danke, dass du dieses Buch gekauft hast! Und wie wunderbar, dass du dich auf diese Reise einlässt. Es wird eine Reise zu dir selbst werden, aber auch eine hin zur ursprünglichen Kraft deiner Familie. Denn deine Familie, das verrate ich dir schon jetzt, hat unglaublich kraftvolles Potenzial! Leider sehen wir dieses Potenzial vor lauter Alltagsstress oftmals nicht. Daher habe ich dieses Buch geschrieben: Es soll dir ein treuer Begleiter sein und dir und deinen Lieben wie ein liebevoller Coach zur Seite stehen. Und es soll dich anhand der vielfältigen Inhalte führen: zurück an die Quelle deiner und eurer Lebendigkeit.

Ich möchte dich und euch dazu einladen, auf der Basis von kleinen Übungen und Impulsen das Leben in seiner Einzigartigkeit wieder mehr zu genießen. Dazu müsst ihr, ach was, DÜRFT ihr ganz lebendig und aktiv werden.

Eine »Warnung« vorab

Meine Intention, dieses Buch zu schreiben, war von Anfang an klar. Und auch, was ich nicht schreiben wollte: Ich wollte keins dieser typischen Yogabücher, die sich nur schick auf dem Couchtisch machen. Ich wollte absolut kein Buch schreiben, das dich mit Hochglanzfotos von abstrus dünnen Models in atemberaubenden Haltungen einschüchtert – Haltungen, die für dich eher nach dem chinesischen Staatszirkus aussehen als nach Yoga auf deinem Ikea-Wohnzimmerteppich. Mein Buch soll dich abholen. Und zwar genau da, wo du gerade bist: inmitten deiner chaotischen, wunderbaren, einmaligen Familie.

Zugegeben: Es ist eine Familie, in der du stets mehrere Bälle im Spiel jonglierst und so vieles wuppst – ganz egal, ob die Kinder krank sind oder Geburtstag haben (oder beides). Von den irrrwitzig vielen Anforderungen im stinknormalen Alltag einmal ganz abgesehen. Und trotz grenzenloser Liebe zu deiner Familie darf es an dieser Stelle auch einmal gesagt werden: Diese Familie lässt dich manchmal gar nicht zu Atem kommen. Musst du dich etwa auch ab und an auf dem Klo einschließen, um mal wenigstens fünf Minuten nur für dich zu haben?

Wozu solltest du, liebe Queen oder King of Family, also ein weiteres Yogabuch brauchen, das du nach einem langen Tag abends auf dem Sofa durchblätterst (mit einem schlafenden Kind/Hund/Mann/Frau in deinem Schoß) und das dir eh nur wieder diesen fiesen kleinen Stich verpasst?

Der Stich kommt durch die Erkenntnis, dass du ehrlicherweise niemals die Zeit dazu finden wirst, um komplizierte Haltungen zu erlernen. Und ich sag dir was: Du brauchst beides nicht – weder ein Gefühl des Nicht-gut-genug-Seins noch komplizierte Yogahaltungen.

Was du dagegen bräuchtest, sind einfach nachzumachende Yoga-Hacks für zwischendurch, die so effektiv sind, dass du ihre positive Wirkung in Nullkommanix spürst. Was du bräuchtest, ist ein Ratgeber, der dich von morgens bis abends begleitet und dir je nach deinem inneren energetischen Aggregatzustand – zwischen diesem Heute-heb-ich-die-Welt-aus-den-Angeln-Morgen und dem Wie-komme-ich-nur-ohne-100-Kaffee-klar-Mittagstief – schnell umsetzbare Tipps und Tricks aus der riesigen Yoga-Toolbox kredenzt. Inklusive Miniauszeit am Wochenende, versteht sich. Was du bräuchtest, ist so etwas wie eine beste Freundin zwischen zwei Buchdeckeln. Das wäre es!

Und wo du gerade bei »Wünsch dir was« bist: Du hättest bitte schön gern ein Buch, das nicht nur für dich, sondern auch für deine*n Partner*in und deine Kids geschrieben wurde. Denn schließlich können alle Familienmitglieder – egal, ob 5, 15 oder 45 – gleich am eigenen Körper erfahren, wie wichtig es ist, die eigenen Batterien immer wieder aufzuladen. Und wie gut das mit Yoga, Achtsamkeit und Selbstfürsorge funktioniert. Allein, aber auch mal gemeinsam!

Und weißt du, was das Schönste sein wird? Was wir in diesem Buch machen werden, ist viel mehr als nur Yoga. Denn über die gemeinsame Berührung entsteht Verbindung. Und zwar Verbindung zu uns selbst, aber auch zum anderen. Dies ist ein Buch, das euch darin unterstützt, auf der Basis von Yoga wieder miteinander in Verbindung zu treten, damit ihr euer volles Potenzial als Familie wieder spüren könnt. Damit ihr wieder spürt, dass euch eine magische Kraft zusammenhält. Und du wirst positiv überrascht davon sein, zu welchem Quantensprung jedes einzelne Familienmitglied in der Lage sein wird: hin zu mehr Harmonie und Wohlgefühl, Entspannung und einem achtsamen Miteinander.

Spürt die magische Kraft, die euch als Familie zusammenhält!

Das klingt zu schön, um wahr zu sein? Dein*e innere*r Kritiker*in ist gleich schon am Start und nutzt wieder die so ungemein wirkungsvollen Zweifel (stich, stich!), indem er*sie dir zuflüstert: »Ja, tolle Idee, aber wie soll das bitte schön gehen? Okay, du stehst auf Yoga und Achtsamkeit. Aber dein quirliger Grundschuljunge und die Drama-Queen, die seit Kurzem im (ehemaligen Kinder-)Zimmer deiner Tochter Unterschlupf gefunden hat, finden Yoga eher sch****.«

Hier kommt meine Antwort an deine*n innere*n Kritiker*in: »Ach, ist das wirklich so? Vielleicht hat den Kids und Teens nur noch niemand gezeigt, wie der Yoga zu ›ihrem Ding‹ werden kann?« Gut, dass du ja jetzt mich an deiner Seite hast! Denn mit Yoga für verschiedenste Kinder-Altersgruppen kenne ich mich bestens aus.

Also: Schalte den*die innere*n Kritiker*in aus und lass uns die Reise beginnen!

Einmal von der Überholspur hin zu »Familie Ommm«

Oh weh, ich sehe schon wieder ein Fragezeichen über deinem Kopf: Warum solltest du dir ausgerechnet von mir etwas darüber erzählen lassen, wie du gemeinsam mit deiner Familie aus der Stressfalle entkommst? Die Antwort ist simpel: Weil ich quasi jahrelang auf der Überholspur gelebt habe. Mit Linksblinker und Lichthupe inklusive, sozusagen.

Lange Jahre hatte ich nämlich das, was man einen coolen Job im Medienbusiness nennt. Ich wohnte mal in Köln, mal in London, München, Berlin und interviewte Promis fürs Fernsehen. Denn mein Traum vom Redakteursjob beim Musikfernsehen MTV und VIVA war in Erfüllung gegangen! Es war eine glamouröse Zeit voller VIP-Pässe, mehrmals wöchentlicher Gratiskonzerte und internationaler Award-Shows. Für so viel Coolnesss nahm ich die Schattenseiten meines schnellen, wilden Lebens mehr oder weniger achselzuckend in Kauf: ewiger Zeitdruck, viele Zigaretten, enormer Zickenkrieg. Und viel zu wenig Schlaf.

Aber, so hatte ich das von zu Hause gelernt, man schaut stets von der Außenperspektive auf das, was man macht. Und was ich sah, sah von außen betrachtet schon ziemlich beeindruckend aus. Außerdem – und ich berichte dir ganz offen an anderer Stelle davon – war ich so froh, endlich die Ängste meiner Jugend los zu sein!

Doch dann geschah etwas komplett Unverhofftes, das mein Leben für immer verändern sollte: Ich wurde schwanger. Und plötzlich traten der wilde Job und das ganze Medienbiz in den Hintergrund, war mir das Interview mit Musiker XY auf einmal nicht mehr so wichtig. Ich fuhr gleich mehrere Gänge runter und meldete mich zum Schwangerschaftsyoga an. Denn jetzt, so dachte ich, hätte ich endlich mal Zeit für Entspannung und Meditation. Schon mal von 140 auf null aus dem Stand heruntergebremst? Na, dann weißt du ja ungefähr, was ich meine. Denn das, was ich die erste Zeit im Yogastudio erlebte, war überraschend qualvoll: diese furchtbare Ruhe! Diese ungeheure Leere, die ich mit der Ruhe im Raum assoziierte! Kann bitte jemand die Musik anmachen?

Zum vielleicht ersten Mal in meinem Leben war plötzlich Raum genug da, um nach innen zu schauen. Um mein Selbst zu spüren. Ich, die bis dahin stets mit durchgetretenem Gaspedal gelebt hatte, saß plötzlich auf einer Yogamatte und meditierte. Mein Körper und mein Kopf liefen gleichermaßen Amok: Es juckte, krabbelte, meine Gedanken fuhren Achterbahn und schrien unentwegt: »Bloß raus hier!« Heute weiß ich, dass es eigentlich nur um die eine Frage ging: Wer bin ich ohne den ganzen Rummel?

Es dauerte Monate, bis sich das Gefühl von Panik beim Yoga allmählich legte. Bis ich in der Lage war, langsam die Vorhänge in meinem Kopf zu lüften und zu schauen, wer sich dahinter versteckt. Das war ja ich!

Fortan übte ich regelmäßig Yoga, praktizierte Atemübungen. Und langsam, ganz langsam stellte sich bei mir eine innere Balance her, spürte ich, dass auch meine Gedanken – die jahrelang an Redaktionshektik und Multitasking gewöhnt waren – zur Ruhe kamen. Was mir in Therapien bis dato nicht gelungen war, schaffte der Yoga: dass ich zu mir fand, zu meinem Wesenskern. Heute weiß ich, dass die achtsame Bewegung sehr viel heilsamer für mich persönlich war als der Versuch, Probleme rein mit dem Verstand zu lösen. Der Meinung ist übrigens auch der Hirnforscher Gerald Hüther. Für ihn vollzieht sich alles Lernen in vier Stufen und er unterscheidet zwischen bloßer Wissensaneignung, kognitivem Erkennen, einem fast schon körperlichen Begreifen und dem finalen Verstehen, das so fundamental ist, dass wir sozusagen »darauf stehen« können.[1]

Nach der Geburt unserer Tochter kam schon bald der nächste Wink vom Schicksal. Denn die zweijährige Maus dachte gar nicht daran, der Mama ihre »Me-Time« auf der Yogamatte zuzugestehen. Pustekuchen: Sie machte einfach mit! Hund, Katze, Frosch – ein Kinderspiel für ein kleines, lebendiges Mädchen. Und irgendwann fiel es mir wie Schuppen von den Augen: Yoga ist auch perfekt für Kids, denn er kommt ihrem natürlichen Bedürfnis nach Bewegung entgegen. Der Rest ist schnell erzählt: Ich kündigte bei MTV und widmete mich fortan dem Kinderyoga. Dann kam der Eltern-Kind-Yoga dazu. Ich liebe es, Familien im Yoga zu unterrichten und zu erleben, wie sich beim Yogaüben ihre Art der Verbindung positiv verändert. Wie Mutter und Kind oder Vater und Kind den Draht zwischen sich wieder zum Glühen bringen, der so manches Mal im hektischen Alltag verloren geht. Wie über die Rückkehr von Berührung Magie entsteht.

Als meine Tochter langsam ein Teenie wurde, erschloss ich mir mit ihrer Hilfe Teenyoga. Mit den Jugendlichen gemeinsam Yoga zu machen, ihren Problemen zuzuhören und ihnen einen »safe space« zu bereiten, in dem sie sich fallen lassen können, stellt nicht nur für die Teens einen Glücksgriff dar. Es heilte womöglich auch meinen inneren Teenager. Du siehst also: Yogaübungen und achtsame Rituale können jedes einzelne Familienmitglied, aber auch die Familie als Ganzes wunderbar unterstützen. Und dabei helfen, dass diese kleine Gemeinschaft Stärkung von innen erfährt. Und sich wie ein Schmetterling entfalten kann.

Auch wir haben uns als Familie im Laufe der Zeit zu Hause einige Rituale angeeignet, die uns guttun und die ich in diesem Buch mit dir teilen werde. Und denke jetzt bitte nicht, dass in unserer Familie alle jederzeit total »Ommm« sind und ausgeglichen über das Parkett schweben. Auch in unserem Kosmos wird gebrüllt und es knallen Türen, hat jeder mal einen richtig miesen Tag. Und es haben sich in der Vergangenheit auch bei uns regelrechte Krater aufgetan, die unsere Familienharmonie zu verschlingen drohten. Während der Coronapandemie, die sicherlich jede Familie an ihre Grenzen brachte, mussten wir mit dem Tod des geliebten Opas, drei Wurzelbehandlungen an meinen Zähnen und monatelangen Schmerzen, der Krebserkrankung meines Mannes mit anschließender Operation, seinem anschließenden Burn-out und unserer Beziehungskrise klarkommen. Ich würde sagen: eine ganz schön große Spielwiese für jede Art von Stress und Ängsten! Und mit diesen hatten wir alle drei ordentlich zu tun, jeder auf seine Weise. Zumal ich eh schon laut »Hier, bitte« gerufen haben muss, als in der Pubertät die Ängste verteilt wurden. Auch wenn ich meine Angststörung – ich nenne sie liebevoll »die Krake« – mittlerweile gut im Griff habe: Solch eine emotional belastende Zeit ging eben nicht spurlos an mir und uns vorüber. Heute muss ich sagen: Wir haben uns gut geschlagen, auch dank gemeinschaftlicher achtsamer Erlebnisse, offener Gespräche und der Bereitschaft, genau bei sich hinzuschauen und zu heilen. Und das hat uns als Familie noch stärker gemacht.

Keine Familie ist immer und überall »Ommm«!

Doch es müssen nicht immer Schicksalsschläge sein, die Familien zusetzen. Der Alltag ist oft schon kräftezehrend genug. Gerade dann, wenn wir hohe Ansprüche an uns und unsere Lieben stellen. Da bleibt bei so manchem Familienmitglied die Selbstfürsorge, aber auch die gemeinsame und achtsame Zeit oftmals auf der Strecke.

Was du von diesem Buch erwarten kannst

Dieses Buch vermittelt dir eine weit geöffnete Werkzeugkiste an Übungen, Gedankenstupsern und Ritualen, die hilfreich für Eltern, für Kinder, für Teens und die ganze Familie sind. Alle Übungen haben sich in meiner langjährigen Praxis bewährt. Und damit meine ich natürlich in allererster Linie Yogaübungen. Durch meinen eigenen Weg und mein grenzenloses Interesse an den vielfältigsten Methoden fließen aber auch hier Impulse aus der Verhaltenstherapie und dem Coaching, der Potenzialentfaltung und dem Biohacking mit ein. Dabei nehme ich mir stets heraus, Übungen zu adaptieren, sodass sie für mich – und ich hoffe, für dich und deine Familie ebenso – simpler umsetzbar sind. Auch werde ich dir und deinen Lieben öfter Fragen stellen, um besser ins achtsame Spüren zu kommen oder eigene innere Prozesse anzuregen. Schau einfach immer wieder, wie das Vermittelte mit dir, mit euch als Familie in Resonanz geht. Mal wird es Sinn machen, mal ist es vielleicht ganz anders.

Du siehst, ich will dir nichts aufschwatzen – etwa weil ich etwas besser wüsste als du. Ich schenke dir vielmehr meine Toolbox an Übungen, die ich im Laufe der Zeit gesammelt habe. Du findest alle Übungen einmal unterteilt in die jeweiligen Altersbereiche: Eltern, Kinder, Teenies, ganze Familie. Du erkennst sie an den farbigen Unterteilungen. Gib also dieses Buch unbedingt an deine*n Partner*in, deine Kinder (im Alter von vier bis zehn Jahren) und Teens (ab elf Jahre) weiter, denn auch für sie gibt es ganz individuelle Übungen. (Und pssst: Natürlich kannst du auch mal eine Kinderübung ausprobieren. Du wirst dich wundern, wie gut diese auch DIR tut!)

Das ist aber noch längst nicht alles. Zu diesen differenzierten Übungen für jedes Alter habe ich noch die Einteilung nach Tageszeiten gewählt. Die Gliederung des Buches folgt also dem Tagesablauf einer modernen Familie, so wie ihr es seid! Das macht Sinn: Morgens braucht dein Körper schließlich andere Impulse als nach einem langen Arbeitstag. Wenn du also beispielsweise zu Kapitel 3 blätterst, wirst du sehen, dass es hier um den Vormittag geht. Und da hast du vielleicht ein wichtiges Meeting, während deine jüngere Tochter ein kleines Referat über, sagen wir mal, Nadelbäume halten muss. Also wieder: unterschiedliche Bedürfnisse. Ergo: unterschiedliche Übungen.

Zu den verschiedenen Tageszeiten bekommt ihr als Familie stets noch einige bewährte Achtsamkeitsrituale an die Hand, aus denen sich jeder das für sich passende heraussuchen darf. Die Rituale erkennst du an der runden Marke am Seitenrand, in der Ritual steht.

In Kapitel 7 sind wir dann endlich beim Wochenende angelangt. Hier widmen wir uns neben den bewährten differenzierten Übungen dem Thema Familienyoga einmal ein bisschen ausgiebiger. Sei gespannt!

Jedes Mitglied kann also das für sich Passende herausziehen und mit dem Buch arbeiten. Denn das wünsche ich mir: dass ihr es nicht durchlest, sondern aktiv nutzt. Es darf Eselsohren bekommen, gebraucht aussehen und etwas Patina ansetzen. Ihr dürft eure Lieblingsübungen markieren, neue hinzufügen und mit den Vorlagen und Downloads arbeiten. Tauscht euch aus und sprecht darüber, wie die eine oder andere Übung für euch war, was ihr gespürt habt. Und vielleicht ergibt sich darüber ein liebevolles Verständnis für den*die andere*n, ein achtsames Miteinander. Das würde ich mir wünschen. Und natürlich Inseln der Ruhe inmitten eures Alltags!

Um mit dem Buch zu arbeiten, braucht ihr kein Material. Es müssen nicht erst fancy Yogamatten angeschafft werden (sorry, das gilt leider nicht als Ausrede!). Natürlich ist es ideal, die Yogaübungen auf einer rutschfesten Unterlage, in bequemer Kleidung und barfuß zu machen. Aber da wir die Yogamatte in der Schule oder im Büro nicht dabeihaben, sind die meisten Übungen auch für Stehen oder Sitzen konzipiert. Und du wirst sehen: Sie sind oft recht kurz gehalten, damit du sie in deinen individuellen Alltag auch gut integrieren kannst. Daher eine Bitte: Nimm dir diese kleine Zeit und praktiziere jede Übung voller Achtsamkeit. Und mit deiner größten Hingabe.

Ein letzter Hinweis, bevor du weiterliest: Im nächsten Kapitel geht es um die verschiedenen Familienformen und darum, dass Frauen ALLE Working Moms sind. Ganz egal, ob sie zu Hause bei den Kids sind oder aber noch einer weiteren Beschäftigung nachgehen. Dieses Buch ist für ALLE Familien geeignet, gleich welcher Konstellation. Ich habe mich dennoch am Tagesablauf einer klassischen Familie mit einer berufstätigen Mutter orientiert. Auch wenn sich dein/euer Tag womöglich anders gestaltet, so könnt ihr dennoch sicher den einen oder anderen Impuls mitnehmen.

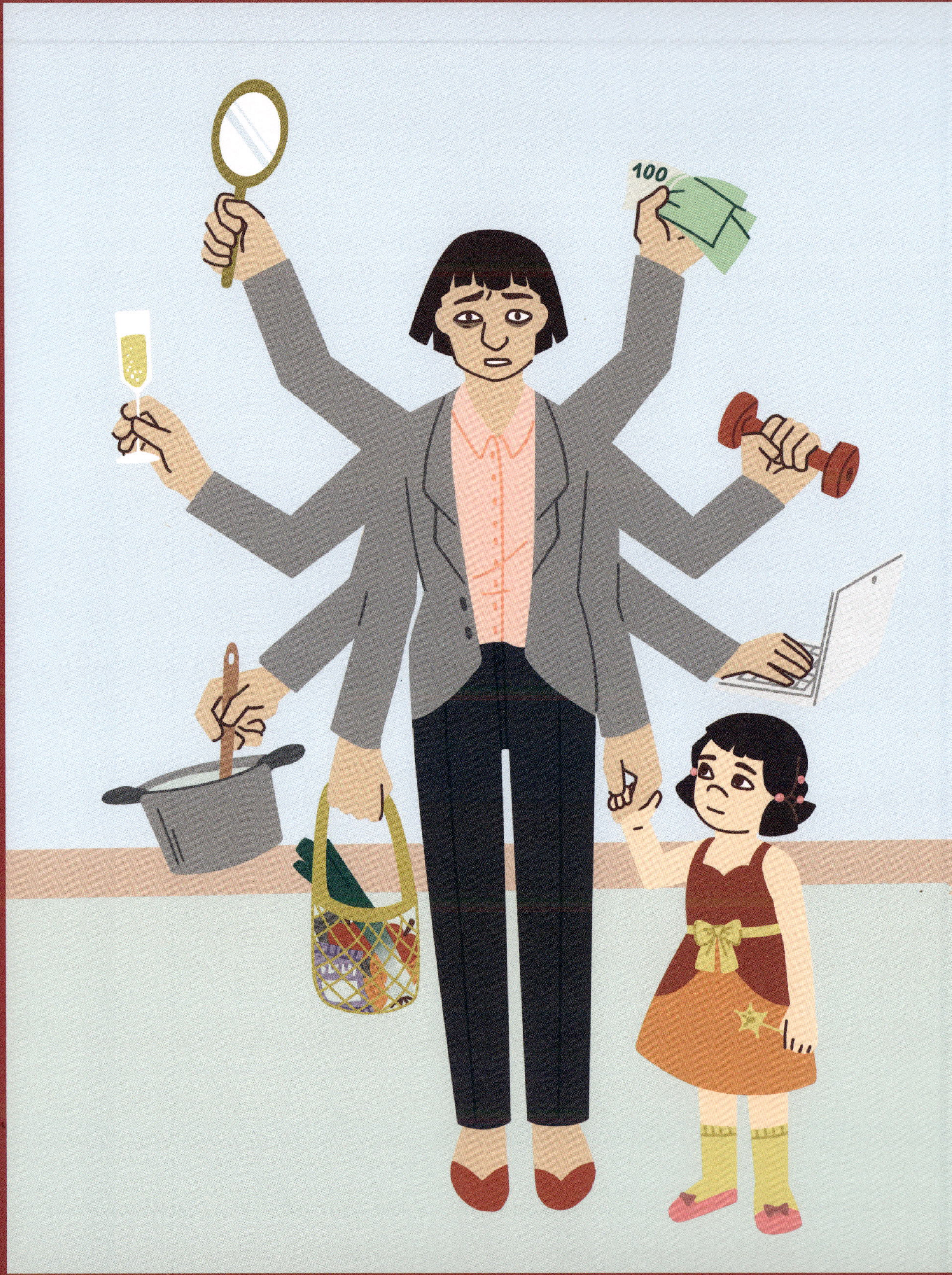
100

1

System moderne Familie – *der ganz alltägliche Wahnsinn*

Familie im Wandel

Du merkst es ja selbst: Familien verändern sich. Nicht nur dadurch, dass die Kinder größer werden und andere Impulse setzen. Eben noch wollten sie beispielsweise stundenlang mit dir spielen – und plötzlich heißt es ständig »Tür zu!«. Es gibt so viele Beispiele dafür, dass innerhalb dieses verrückten, wunderbaren Konstrukts »Familie« die Dinge beständig in Bewegung sind.

Hier soll jetzt kurz die Rede vom grundsätzlichen Gefüge sein. Denn auch das, was wir als »Familie« bezeichnen, unterliegt dem Wandel. Vielleicht ist die traditionelle Konstellation mit Vater-Mutter-Kind nach wie vor am weitesten verbreitet. Doch Familie ist so viel mehr! Menschen leben in Ein-Eltern-Familien, Adoptivfamilien, Kleinfamilien, Patchworkfamilien, Regenbogenfamilien und Co-Elternschaften zusammen.

So wie die Zusammensetzung von Familie Veränderungen unterliegt, verändert sich auch die begriffliche Definition, wenn auch etwas träger: 2007 vermerkte der gute alte Duden unter dem Begriff »Familie« »eine Gemeinschaft aus einem Elternpaar und mindestens einem Kind«. Immerhin heißt es hier heutzutage, eine »aus einem Elternpaar oder einem Elternteil und mindestens einem Kind bestehende [Lebens-] Gemeinschaft«.[2]

Ganz egal ob klassische Konstellation oder Adoptivfamilie: Das gemeinschaftliche Zusammenleben mit verschiedenen Altersgruppen muss ganz schön vielen Ansprüchen gerecht werden. Jeder hat seine eigenen Bedürfnisse und Vorstellungen, bringt gelernte Muster und Rollenverständnisse aus anderen Familien mit. Dazu gesellen sich Erwartungen und Pflichten, die von außen an jedes einzelne Familienmitglied herangetragen werden. Diese Aufgaben und Pflichten potenzieren sich mit jedem Familienmitglied. Somit kann das alltägliche Familienleben schnell zur Dauerbelastung werden.

Für die Regenbogenfamilie ebenso wie für die Kleinfamilie gilt: Um den Familienalltag zu »wuppen«, ist viel Organisation gefragt. Jedes Mitglied muss seinen Beitrag leisten, damit die Gemeinschaft funktioniert. Jedes? Oh ja, auch die Kleinsten halten sich schon an Regeln – so gut es eben für sie machbar ist (okay, nicht immer).

Tausend Termine und nur wenig Zeit

Die vielleicht allerbeste Nachricht ist – und ich höre dich schon jetzt aufatmen: Es ist nicht deine Schuld, dass du dich (und deine Familie) so durch den Alltag hetzt. Es ist leider nur die »natürliche« Reaktion auf das Tempo unserer Gesellschaft, das gefühlt jedes Jahr anzieht. Egal, ob du etwas kochst, wegen Schmerzen zum Arzt gehst, Abitur machst, eine Diät anfängst oder einen Ratgeber wie diesen liest – alles soll bitte möglichst immer schnell die gewünschten Ergebnisse erzielen.

Zum Raketentempo der modernen Gesellschaft kommen dann noch die vielfältigen Aufgaben, Rollen, Ansprüche eines jeden. Und ja, auch wenn wir das Muttersein, das Vatersein unserer Großeltern nicht mehr leben, spuken traditionelle Rollenbilder und Klischees oftmals noch in unseren Köpfen herum. Sie lösen sich zwar langsam auf, aber auch Transformationen vollziehen sich eben oftmals erst dann, wenn der Druck von außen gewaltig wird.

Frauen zwischen Perfektionismus und Selbstverwirklichung – das Narrativ der Working Mom

Vor 15 Jahren lief im Fernsehen eine Staubsaugerwerbung, die mir im Gedächtnis geblieben ist. Eine Frau wird bei einem Vorstellungsgespräch von einem männlichen Chef (logo!) gefragt, was sie beruflich macht oder ob sie nur ... Hier bricht er ab, aber dem Zuschauer ist sofort klar, wie der Satz weitergeht: »Oder sind Sie nur Hausfrau?« Tatsächlich ist sie »nur« Hausfrau – und dennoch pariert die smarte Frau auf diese despektierliche und sexistische Frage so, wie es einem Manager zu Ruhm verholfen hätte.

Sie sei im Organisationsmanagement (dabei sehen wir, wie sie einen schicken Thermomix-Kochtopf bedient), kümmere sich aber auch um die Nachwuchsförderung (an dieser Stelle sehen wir sie mit ihren Kindern). Und überhaupt, fügt die Frau selbstbewusst hinzu, leite sie ein »erfolgreiches kleines Familienunternehmen«.

Die zwei Messages dieser Werbung lauten: Wording ist alles! Und: Hausfrau zu sein, ist auch jede Menge Arbeit, die endlich gesellschaftlich anerkannt werden muss. Der Satz aus dieser Werbung »Ich leite ein erfolgreiches kleines Familienunternehmen« wurde übrigens in den folgenden Jahren zum oft zitierten Slogan. Die Message des

Staubsauger-Herstellers war in gutes Marketing verpackt – und dennoch wichtig. Mit dieser Werbung wollte die Firma auf die Ergebnisse ihrer 2006 selbst in Auftrag gegebenen Studie aufmerksam machen. Demnach fühlte sich schon damals der Großteil der deutschen Frauen für ihre geleistete Arbeit von der Gesellschaft nicht genügend respektiert. Jede dritte Frau wünschte sich eine stärkere Beteiligung ihres Partners an der Arbeit im Haushalt.[3]

Heute, 16 Jahre später, hat diese Thematik nichts von ihrer Aktualität eingebüßt, das Kind einen Namen bekommen. Es ist die »Care-Arbeit« – und die wird auch über ein Jahrzehnt später meist von Frauen geleistet.[4] Immer noch erhalten Frauen von der Gesellschaft vornehmlich erst Respekt, wenn sie neben der Care-Arbeit noch einen weiteren, »richtigen« Job ausüben. Und noch immer ist die Vereinbarkeit von Familie und Karriere schwierig. Wir kennen es alle, das Narrativ der Working Mom: das der berufstätigen, fleißigen und erfolgreichen Mutter.

Vor wenigen Jahren fand es eine Wiederbelebung – und zwar ausgerechnet durch die Frauen selbst. In Magazinen und in den sozialen Medien war plötzlich ständig die Rede von der »Powerfrau«, der »Wonder Woman«, der »Mompreneur«. Auch ich trug eine Zeit lang T-Shirts mit »Wonder Woman«-Aufdruck. Wer will sich schließlich nicht selbst mit einer 1000-Volt-Frau assoziieren? Es war ein typischer Fall von »gut gemeint, aber nicht gut gemacht«. Denn mit diesen kraftstrotzenden Begriffen taten wir Ladys uns selbst keinen Gefallen. Im Gegenteil: Wir bedienten uns einmal mehr eines Klischees, ohne zu differenzieren. Wir suggerierten, dass nur solche Frauen, die Multitasking leben und arbeiten, die an den Rand ihrer eigenen Kräfte (und oftmals darüber hinaus) gehen, richtig, richtig cool sind. Gleichzeitig wurden diejenigen ausgegrenzt, die nicht alles auf einmal gebacken bekamen. Und überhaupt: Sind nicht alle Mütter per se schon Working Moms?[5]

Wonder Woman? Kann weg!

Wir dürfen also getrost das »Wonder Woman«-Shirt in den Altkleidersack geben. Und uns dennoch täglich mindestens 100-mal auf die Schulter klopfen – egal, ob wir jenseits vom Mamasein noch einer Tätigkeit nachgehen oder nicht. Wir sind nicht nur Mutter, sondern auch Partnerin, Schwägerin, Tochter, Arbeitnehmerin oder Freischaffende, Klassensprecherin oder Ehrenamtliche. Wir arbeiten und stemmen den Einkauf, wir kutschieren die Kinder und trösten sie, wenn sie sich wehgetan haben. Wir planen Einschulungsfeiern und den Sommerurlaub. Allein vom Lesen wird uns hier schwindelig und es prangt ein Wort sichtbar über all unseren Köpfen: Rollenüberforderung.

Jede Mutter, die frühmorgens ihren Kids die Brotdosen füllt, sie nachmittags von Kindergarten und Schule einsammelt und zwischendurch womöglich dann noch ihre Gehirnleistung für andere, kinderfreie Arbeiten einsetzt, weiß, wovon ich spreche. Und doch fühlen sich viele Mamas schuldig. Neudeutsch heißt das »mom guilt«. Obwohl so viele Bälle im Spiel gehalten werden müssen und wir das Tag für Tag auch erfolgreich tun, sehen wir nur den Mangel:

- »Die Wohnung könnte aufgeräumter sein.«
- »Ich war wieder nicht beim Sport.«
- »Ich habe keinen ›richtigen‹ Beruf, betreue ›nur‹ die Kinder.«
- »Ich habe einen Vollzeit-Beruf und nicht genug Zeit für die Kinder.«

Ich kenne verdammt viele Frauen, die mit einem wahnsinnig hohen Maß an Ansprüchen an sich selbst ausgestattet sind. Frauen, die wirklich alles gewuppt bekommen wollen, die sich regelrecht angetrieben fühlen von Social Media und dem, was ich gern »Erwartungserwartungen« nenne.

Hast auch du unrealistisch hohe Erwartungen an dich?

Die angenommene Vorstellung von dem, was von uns erwartet wird. »Was erwarte ich, was die anderen von mir erwarten?« Diese vermeintlichen Wahrheiten (in Wahrheit sind es doppelte Annahmen) treiben viele – gerade auch sehr sensible – Frauen um. Frauen, die als Unternehmerin selbstständig sind und vier Kinder haben. Frauen, die am Abend und am Wochenende noch für Ausbildungen oder Studium büffeln.

Dass wir nicht auf Dauer allem und jedem gerecht werden können, erscheint logisch. Früher oder später kommen wir an einen Punkt, an dem die (selbst auferlegten) To-dos zu mächtig werden. Dann fühlen wir uns ausgebrannt, reagieren mit Ängsten oder Depressionen. Wir haben das Gefühl, nicht mehr selbstbestimmt zu sein. Ich weiß, wovon ich spreche, denn auch ich war so eine Mama, die atemlos Projekt um Projekt annahm – und sich dabei irgendwann selbst verlor.

Negative Nachrichten heizen unserem inneren Druck, unserer Ohnmacht, noch weiter ein. Klimawandel, Kriege, Inflation, Angst vor Altersarmut, immer größer werdende soziale Ungerechtigkeiten – all das steigert unser Gefühl der Machtlosigkeit. Viele von uns Eltern plagt dazu die quälende Frage, welch kaputte Welt wir unseren Kids hinterlassen.

Kein Wunder, dass die Autorin Svenja Gräfen uns entgegenschleudert, was so manche Yogini schon länger weiß: »Radikale Selbstfürsorge. Jetzt!«[6] Nur so können wir uns wieder selbst ermächtigen, uns also unsere Macht zurückholen. Dabei ist es überhaupt nicht egoistisch und auch nicht an luxuriöse Wellnessprodukte gebunden, wenn wir Mamas uns täglich eine kleine Weile um uns (und ja, nur um uns!) kümmern. Bitte macht jedoch nicht den Fehler, dass ihr die Selbstfürsorge nur als Optimierungstool seht, um danach umso fitter im Superpowertempo Dinge erledigen zu können. Nein, Selbstfürsorge sollte einzig und allein deswegen betrieben werden, um uns wieder zu spüren. Um zu unserem inneren Gleichgewicht zurückzufinden.

Selbstfürsorge ist unerlässlich.

Um dem inneren Kompass wieder folgen zu können, statt nur durchs Leben zu jagen, musst du dich um dich selbst kümmern. Denn wenn es Müttern gut geht, wenn die, die so viel geben, sich versorgt und genährt fühlen, hat dies nicht nur einen großen Impact auf die eigene Gesundheit, das eigene Wohlbefinden, sondern auch auf die Beziehungen, die wir führen, etwa zu unseren Kindern, aber auch zu unserem Partner, unserer Partnerin.

Wie geht Vatersein im 21. Jahrhundert?

Viele von uns sind mit der klassischen Rollenverteilung groß geworden. Und eben auch mit einem arbeitenden und infolgedessen häufig abwesenden Vater. Papa, der »Malocher«, Mama, die »Hausfrau« – das über Jahrzehnte festbetonierte Bild löst sich immer mehr auf. Und es lässt Raum für verschiedenste andere Konstellationen. Gerade auch bei Vätern hat in den letzten Jahren ein gewaltiger Paradigmenwechsel eingesetzt: weg vom Versorger und hin zu einem Vater, der die Daddy-Rolle mehr ausfüllt und, ja, sogar einfordert. Väter nehmen Elternzeit und hinterfragen zusehends ihre eigene Karriere nach der Sinnhaftigkeit. Sie erleben, dass es gar nicht mehr gesellschaftlich hochgelobt wird, wenn man pausenlos arbeitet. Sie erkennen, dass aus der anfänglichen Notwendigkeit zum Homeoffice im Laufe der letzten Jahre womöglich der Wunsch in ihnen gewachsen ist, öfter mal von zu Hause aus zu arbeiten. Nicht mehr täglich ins Büro zu müssen. Mittags mit den Kindern eine kurze Runde auf dem Spielplatz einzulegen. Fakt ist: Je häufiger die Väter zu Hause bleiben, desto gleichberechtigter gestaltet sich die Aufgabenverteilung.

Die Vaterrolle ist seit Jahren im Wandel.

Dieser Wandel erfolgt jedoch langsam und kommt nicht ohne Reibungen, Konfrontationen und Missverständnisse aus. Wie denn auch? Schließlich geht es hier auch um nichts weniger als das individuelle Männlichkeitsbild. »Wer von uns steckt beruflich zurück?« und »Was ist für uns wirtschaftlicher?« – diese Fragen haben ihre Berechtigung und müssen stets aufs Neue gestellt, ihre individuellen Lösungen ausgehandelt werden. Und nicht jeder Vater empfindet Homeoffice als Bereicherung. Dazu kommt: Auch der Arbeitgeber muss mitspielen, um den Familienalltag gleichberechtigter zu gestalten. Noch sind viele Chefs der Meinung, dass lange Arbeitszeiten auch den größten Output generieren. Und das, obwohl viele Studien mittlerweile das Gegenteil nahelegen.[7]

Dass ein Zuviel an Arbeit krank macht, ist hingegen unbestritten. Dennoch ist der Alltag in vielen Firmen nach wie vor sehr stressig, verzichten komplette Abteilungen über Jahre hinweg auf einen Ausgleich der geleisteten Überstunden. Auf ihre Mittagspause. Auf ein paar Tage Ruhe, wenn man sich krank fühlt (oder sogar an Covid 19 erkrankt ist).[8] Eben weil so viel zu tun ist. Weil die Personaldecke so dünn ist und man, wenn man ausfällt, den Kolleg*innen noch mehr Arbeit aufbürdet. Ein Teufelskreis. Diesen musste auch mein Mann durchleben.

Mein Mann ist ein Macher, und er hat sich jahrelang selbst als »Arbeitstier« bezeichnet. Heute weiß er, dass dies ein zweifelhaftes Kompliment ist. Lange Jahre war er stolz darauf, leistungsfähig zu sein und viele Projekte gleichzeitig umzusetzen. Doch der Preis, den er dafür zahlte, war hoch. Er kam oft abends von der Arbeit nach Hause und fiel praktisch in sich zusammen. Immer mehr zog er sich aus unseren Familienthemen heraus, eben weil er sich tagsüber so ausgelaugt hatte. Er wurde apathisch. Streits waren vorprogrammiert.

Unsere Tochter sagte irgendwann: »Der Papa ist nie da, auch wenn er zu Hause ist.« Dann kam der Zusammenbruch. Nichts ging mehr, der Mann wollte und konnte nicht mehr zur Arbeit gehen, sondern nur noch schlafen. Jedenfalls tagsüber – nachts lag er dafür ab drei Uhr regelmäßig wach. Das ging wochenlang so. Erst als er sich professionelle Hilfe holte und gleichzeitig anerkannte, dass es der Job war, der ihn – und unsere Beziehung/Familie gleich mit – krank machte, änderte sich etwas. In einem Resilienzkurs lernte er neben zahlreichen Achtsamkeitsübungen auch, wie man »Nein« sagt und lernt, auf sein Bauchgefühl zu hören. Diese Selbstfürsorge kam ihm zugute: Er kündigte und suchte sich nach einer kleinen Pause einen weniger stressigen Job. Mittlerweile hat der Mann zu seinem alten Tatendrang und wir als Familie zu unserer starken Harmonie zurückgefunden.

Kinder haben es auch nicht leicht

»Wir müssen unsere Kinder nicht erziehen. Sie machen uns sowieso alles nach.« Dieser oft zitierte Spruch von Karl Valentin birgt viel Wahres in sich. Und die Wahrheit ist manchmal ganz schön unbequem. Denn die süßen Kleinen erben nicht nur Omas Nase und die niedlichen Grübchen, sondern schauen sich eben auch unseren Umgang mit der Welt ab. Und wenn Mama und Papa häufig gestresst sind, schauen die Kids sich früher oder später auch unseren Stress ab.

Ich erinnere mich daran, wie unsere Tochter sich mit sieben Jahren aus einem Stück Pappe und mithilfe bunter Stifte ein eigenes Laptop bastelte. Fortan setzte sie sich mit ihrem DIY-Notebook neben mich, tippte hektisch auf der Tastatur herum und erklärte auf meinen fragenden Blick: »Ich muss nur noch schnell die E-Mail schreiben. Dann spielen wir. Versprochen.« Im ersten Moment fand ich das lustig – ein typischer Fall von Kinder-ahmen-Erwachsene-nach. Doch im zweiten Moment blieb mir das Lachen im Halse stecken. »Was, bitte schön, gebe ich meinem Kind hier mit?« Eine Mama, die immer noch schnell etwas erledigen muss? Die niemals Feierabend machen kann? Eine, die nie voll ansprechbar ist? Wie traurig.

Spätestens seit der Pandemie scheint es nun auch in der breiten Gesellschaft angekommen zu sein, dass die Kids und Jugendlichen mit erheblichen Defiziten und Schwierigkeiten zu kämpfen haben. Die Zeit zu Hause hat wie ein Brennglas den Fokus auf familiäre Probleme gelegt: eingesperrt zu sein ohne Freunde und das Ausüben von Hobbys, ständig mit den Eltern und Geschwistern in einer Wohnung.

Dazu das digitale Lernen, das in Deutschland mal mehr, mal weniger gut funktionierte – aber immer ein hohes Maß an Eigeninitiative voraussetzte. Überhaupt: die Schulen. Ich kenne Kinder, die am allerersten Tag nach dem Berliner Lockdown, nach Monaten im Homeschooling und ohne sozialen Austausch gleich zwei Klassenarbeiten schreiben mussten. Keine Zeit für ein »Wie ist es euch ergangen?«, für ein sanftes Ankommen. Den Lehrer*innen ist kein Vorwurf zu machen, sie sind an den Lehrplan gebunden und auch sie hatten eine sehr herausfordernde Zeit. Sie geben den Druck weiter. Wie eben auch wir Eltern. Schon vor der Pandemie war der Stresslevel von Kindern sehr hoch. In der von der gesetzlichen Krankenversicherung DAK erhobenen Studie, dem DAK-Präventionsradar, äußerten schon 2018/2019 42 Prozent der insgesamt über 14 000 befragten Schüler*innen, sie würden oft und sehr oft Stress erleben.[9] Als Hauptstressquelle gaben sie dabei die Schule an.

Die viel diskutierte COPSY-Studie des Universitätsklinikums Hamburg-Eppendorf, deren dritte Befragungswelle im Frühjahr 2022 veröffentlicht wurde, brachte beunruhigende Ergebnisse. Demnach zeigt fast jedes dritte Kind psychische Probleme, die sich in depressiven Verstimmungen oder psychosomatischen Beschwerden äußern.[10] Die Wissenschaftler*innen hatten jedoch auch ermutigende Erkenntnisse: »Gleichzeitig zeigt sich, dass Familien, die über einen guten Zusammenhalt berichten und viel Zeit mit ihren Kindern verbringen, besser mit den Belastungen in der Pandemie umgehen können.«

Daraus ergibt sich, dass gerade dem Familiengefüge ein hoher entspannender Stellenwert zugesprochen werden muss. Gerade in der Familie, so mein Wunschgedanke, sollen sich alle Familienmitglieder zurückziehen und vom erlebten Stress erholen können. Kraft tanken. Die Familie sollte, gerade auch für die Kleinsten, ein »safe space« sein – ein Ort, an dem sie sich beschützt fühlen und gesehen werden, so wie sie eben sind.

Eine Idealvorstellung, das gebe ich zu. Denn auch die harmonischste Familie ist nicht gefeit davor, dass der Achtjährige einen öffentlichen Wutausbruch an der Supermarktkasse bekommt. Dass die selbstständige Mama noch die eine oder andere E-Mail nach dem, was allgemein gern als Feierabend bezeichnet wird, schreiben muss. Oder dass die 15-Jährige die Zeit zwischen 6:30 Uhr und 7:00 Uhr gern zu einem Inferno der Selbstdekonstruktion (»Ich hasse meine Haare! Ich habe viel zu wenig Klamotten! Nichts steht mir!«) inklusive dramatischem Abgang nutzt. Emotionale Momente, Streitigkeiten, hormonell gesteuerte Dramen – sie gehören halt einfach dazu. Doch wenn die Basis stimmt und man innerhalb der Familie immer wieder wertschätzend kommuniziert und in liebevollem Austausch bleibt, wenn jeder Zeit für seine eigene Selbstfürsorge hat und es qualitativ hochwertige gemeinsame Momente gibt – ich bin davon überzeugt, dass wir unseren Kindern vieles mitgeben, das sich, im besten Sinne des Karl Valentin, nachzumachen lohnt.

Kleine Astrid-Lindgren-Übung

»Und dann braucht man ja auch Zeit, einfach nur dazusitzen und vor sich hinzuschauen.«
(Zitat von 1964)

Dieser so simple Satz der großen schwedischen Autorin bringt auf den Punkt, woran es uns heutzutage oftmals mangelt: Muße. Sich die Muße nehmen, einfach mal nichts zu tun. Lass also bei nächster Gelegenheit den Blick ruhig schweifen und spüre, wie deine Gedanken langsam zur Ruhe kommen. Übrigens freuen sich auch deine Augen über diese ungewohnte Weitsicht, denn sie sind sicherlich häufiger auf das Schauen auf kurze Distanz (Laptop, Smartphone) eingestellt. Noch effektiver wird die Übung natürlich, wenn du dabei ins Grüne »hinschaust«. Einfach mal machen, den Blick schweifen lassen und spüren, wie die Gedanken zur Ruhe kommen.

Was Stress mit uns macht

Wir alle, ob Groß oder Klein, kennen stressige Situationen. Etwa wenn der Termin für die Deadline eines wichtigen Projekts naht oder aber wenn die letzten zehn Minuten bei der Klassenarbeit angesagt werden. Gleichwohl ist nicht jede stressige Situation eine, die negativ bewertet werden muss. Und jetzt wird es spannend: Eine Situation, die von dir als stressig empfunden wird, muss nicht unbedingt auch bei mir Stresssymptome auslösen. Nichtsdestotrotz sind die körperlichen Prozesse bei Stress bei jedem von uns ungefähr gleich. Zeit also, sich dem Thema einmal genauer zu widmen.

In Kürze: Was ist Stress?

Eins können wir also schon vorwegnehmen: Stress ist nicht gleich Stress. Und jeder Mensch reagiert unterschiedlich auf stressige Situationen. Und ja, der Säbelzahntiger wird gleich auch wieder als Erklärung dienen müssen. Aber der Reihe nach. Sonst komme ich in Stress.

Die Bundeszentrale für gesundheitliche Aufklärung definiert Stress als »die starke Beanspruchung eines Organismus durch innere oder äußere Reize«. In Situationen, die wir als bedrohlich empfinden, wird der Organismus aktiviert – »häufig mit negativen Auswirkungen für Körper und Psyche«[11]. Dieser Mechanismus war lange Zeit überlebensnotwendig.

Wenn wir also an stressige Situationen denken, fallen uns meist negative Situationen ein, die uns an unsere Belastungsgrenzen bringen. Unheilbare Krankheiten, cholerische Chefs oder familiäre Auseinandersetzungen führen dazu, dass wir uns handlungsunfähig fühlen, was wiederum als stressig empfunden wird. Ein klarer Fall von Disstress. Sobald uns aber eine Situation kickt, unser Bestes zu geben – etwa wenn wir uns zu einem Marathon anmelden –, ist der Stress eher positiv gelagert. Kein Wunder, jetzt erleben wir uns auch eher als handlungsbereit. Das nennt die Forschung Eustress. Wir sehen also, und das ist immens wichtig: Es kommt auf die Bewertung der Situation durch die jeweilige Person an, ob und wie der Stress uns zusetzt.

Im Zusammenhang mit negativem Stress sehe ich auch den Begriff der Inkohärenz, den unter anderem der Hirnforscher Gerald Hüther benutzt, um eine die Stabilität eines Systems bedrohende Situation zu erklären.[12] Kohärenz besteht immer dann, wenn in unserem Leben kurzfristig alles glattläuft. Dann fühlen wir uns wohl und sicher, spüren, dass wir »alles im Griff« haben. Verständlich, denn womöglich befinden wir uns in einer uns bekannten Situation, in der wir um die Lösungen und Handlungen wissen.

In einem kohärenten Zustand verbraucht unser System geringe Energie. Anders sieht es aus, wenn uns eine neue Situation herausfordert und wir nicht direkt eine Lösung parat haben. Etwa wenn uns die Klassenlehrerin des Kindes anruft und um ein persönliches Gespräch in die Schule bittet, weil etwas Unangenehmes vorgefallen sei. Dann entsteht in uns eine Inkohärenz, die gleichzeitig mit viel Energieaufwand einhergeht. Wir fühlen uns in die Enge getrieben, bekommen Herzklopfen. Wir reagieren also mit Stresssymptomen. Womit wir beim Sympathikus und Parasympathikus angelangt wären.

Sympathikus versus Parasympathikus oder Hulk versus Dr. Banner

Auch wenn der Säbelzahntiger schon vor rund 10 000 Jahren ausgestorben ist, muss er immer wieder herhalten, um das menschliche Verhalten bei Stress zu erklären. Denn es scheint, als unterschieden wir uns von den Steinzeitmenschen hinsichtlich Stresserleben nicht sehr. Wenn also ein solcher Säbelzahntiger unserem Urahn begegnete – zugegeben eine blöde Situation –, wurde schon bei unseren Vorfahren das sogenannte sympathische Nervensystem aktiviert. Das kann man sich so in etwa wie den »Hulk« vorstellen. Das grüne Monster dreht bei einem Angriff voll auf: Dank Adrenalin und Co. erhöht sich der Herzschlag, der Muskeltonus nimmt zu, die Verdauung gerät aus dem Takt, die Lunge weitet sich. Hulk ist kampfbereit – oder aber er rennt, was das Zeug hält.

Ist die Gefahr gebannt und der Säbelzahntiger hat sich entfernt, wird Hulk nicht mehr gebraucht. Dann schaltet sich automatisch das parasympathische Nervensystem ein. Das ist in etwa so, wie wenn sich der grüne Wutriese in den chilligen und ausgeglichenen Dr. Banner zurückverwandelt. Alles easy! Blutdruck und Puls beruhigen sich, das Herz darf wieder entspannt schlagen.

So funktioniert Stress vereinfacht gesagt auch heute noch, folgt man dem biologischen Stressmodell. Ein weiterer Erklärungsansatz, das psychologische Stressmodell, untersucht, wie der Mensch eigentlich entscheidet, ob eine Situation stressig ist oder nicht. Und hier kommt leider die ungute Nachricht. Denn infolgedessen kann jede Situation stressauslösend und damit ein sogenannter Stressor sein.[13] Neben wirklich schrecklichen Zuständen wie Kälte oder Hunger über einen längeren Zeitraum können also auch Situationen uns in diesen mit Hulk skizzierten Fight-or-Flight-Modus bringen, die eigentlich gar nicht Furcht einflößend sind.

Meine »Krake« Angst

Glaub mir, ich weiß, wovon ich rede, denn ich hatte jahrzehntelang Angst vor Situationen, die andere Menschen als wohlig und angenehm einstufen. Nach einem traumatischen Erlebnis, das jede Menge Stress freisetzte, fiel ich für Jahre in ein tiefes Loch. Und traf die Angst, die mich fortan täglich begleitete und die ich irgendwann als Krake bezeichnete, um dem Ding einen Namen zu geben, das immer mehr von meinem Alltag mit sich fortriss, wie eine Krake mit 100 Tentakeln.

Meine Mutter starb ganz plötzlich und unerwartet, als ich 14 Jahre alt war. Nach der Trauerzeit ging es schleichend los: Scheinbar aus dem Nichts heraus machten mir plötzlich Alltagssituationen wie das Vorlesen in der Oberstufe des Gymnasiums oder der Kinobesuch Angst. Allein die Vorstellung, ein Referat halten zu müssen, reichte aus, um meinen Herzschlag in die Höhe schießen und meinen Bauch sich verkrampfen zu lassen. Ich war irritiert, wollte nur noch wegrennen und mich verstecken. Doch ich ging weiterhin jeden Morgen zur Schule und tat, als ob nichts wäre. Innerlich schrie ich jedoch und dachte, ich würde verrückt: Es könne ja nicht sein, dass alltägliche Dinge plötzlich so eine heftige Reaktion hervorriefen. Mit den Jahren wurden die Attacken immer schlimmer. Je mehr Angst und Stress ich erlebte, desto mehr Situationen wurden von mir als gefährlich eingestuft. Allein der Aufenthalt in den Seminarräumen der Uni stresste mich so immens, dass ich nach zehn Minuten spätestens floh. Restaurantbesuche wurden zur Qual. Das Fliegen in den Sommerurlaub mit meinem Boyfriend (er hatte keine Ahnung) gelang mir nur unter Todesängsten und mit dem sicheren Gefühl, kurz davor gewesen zu sein, die Flugbegleiter um eine Notlandung zu bitten. Wo ich auch hinging, meine Krake Angst war dabei. Das führte dazu, dass ich mit Mitte 20 eben nirgendwo mehr hinging.

Sogar im Supermarkt war ich nicht mehr sicher. Ich war in einer Angstspirale, in einem Teufelskreis gefangen. Je mehr Vermeidungsstrategien ich anwendete, desto schlimmer wurde mein innerer Stress. Je kleiner meine Welt wurde, desto machtvoller die Angst. Dazu kam das »Hineinsteigern«. Der Mensch kann nämlich, im Gegensatz zum Tier, allein durch das Denken an eine angstvolle Situation körperlich Stress erleben. Wenn eine Herde Gnus den Angriff vom Säbelzahntiger überlebt hat, grast sie schon nach Minuten friedlich weiter, so, als wäre nichts geschehen. Das parasympathische Nervensystem macht's möglich. Bei uns Menschen klappt das oft nicht. Und auch ich wurde zu einer Meisterin des Grübelns und malte mir lange vor der eigentlich als stressig erlebten Situation schon mögliche Horrorszenarien aus. Leider ist es aber dem Körper herzlich egal, ob wir uns nun tatsächlich in der Situation befinden oder nur an sie denken: Die durch die Stresshormone wie Cortisol ausgelösten körperlichen Reaktionen, etwa erhöhter Puls oder Magen-Darm-Probleme, sind dieselben. Wenn der Mensch aber ständig in Alarmbereitschaft ist und keine angemessenen Ruhephasen mehr kennt, sprechen wir von Dauerstress. Und den kennen Erwachsene heutzutage genauso wie schon Kinder. Auch dann, wenn keine generalisierte Angststörung oder posttraumatische Belastungsstörung, kurz PTBS, wie in meinem Fall, vorliegt.

Es dauerte Jahrzehnte, um mich mit professioneller Hilfe aus den Tentakeln meiner Krake zu befreien. Es war ein langer Weg, auf dem ich mich immer wieder für mich stressigen Situationen aussetzte. Ich lernte Schritt für Schritt, dass keine tödliche Bedrohung vom U-Bahn-Fahren oder vom Kinobesuch ausgeht. Ich löste meine »Verwicklungen« und entwickelte mich weiter.[14] Heute halte ich Vorträge und spreche (fast) angstfrei vor einer Menschenmenge. Geholfen haben mir: das Anerkennen der Angst und infolgedessen ein offener Umgang, die Erkenntnis, dass ich nicht allein bin, Yoga und andere körperliche Bewegungsformen sowie richtig gute Freunde. Dennoch ist auch mein Leben heutzutage natürlich nicht frei von Ängsten und Stress.

Du willst wissen, wie meine Familie damals mit meiner Angst umgegangen ist? Ob sie mir Halt gegeben hat, durch diese schlimme Zeit zu kommen? Ich wünschte, es wäre so. Meine Familie war jedoch – jeder für sich – mit dem Verlust meiner Mutter und den Auswirkungen beschäftigt. Da war einfach nicht genug Platz für wertschätzende Gespräche auf Augenhöhe, für gemeinsame Yogaübungen. Zudem war es in den Achtzigerjahren einfach nicht üblich, eine*n Jugendliche*n zum Psychotherapeuten zu schicken. Ich erinnere mich daran, dass mein Vater mich etwas hilflos zum autogenen Training anmeldete, was sicher gut gemeint, in meinem Fall aber wenig hilfreich war. Ich hatte eher das Bedürfnis, mich auszupowern. Und natürlich ließ ich meine mir innewohnende Angst, diese wahnsinnige Verletzlichkeit, ausschließlich in bester Tarnung nach außen: Ich war eine wütende, rebellische, häufig die Konfrontation suchende Jugendliche. Das machte es meinem Umfeld sicher nicht leicht, hinter die Fassade zu schauen.

Aus diesem Grund war ich seit meinen Teenie-Tagen selbst jahrelang auf der Suche nach den wirksamsten Werkzeugen gegen Stress. Und vielleicht ist es mir gerade aus meiner persönlichen Situation heraus so wichtig, Familien zu stärken. Denn jetzt, da ich längst nicht mehr in die Angst verwickelt bin und viele professionelle Techniken erlernt habe, kann ich Unterstützung geben – und Groß und Klein mit dem besten Rüstzeug und den hilfreichsten Übungen ausstatten, um eine stabile Allianz gegen den Stress zu bilden. Besonders hilfreich gegen die Emotion Angst wirken das Mut-Mudra (Seite 70), die Muschel (Seite 113), die Schildkröte (Seite 116) und die kleinen Stärkungsrituale gegen Ängste (ab Seite 74). Diese und viele weitere Übungen sind Tools, derer du dich in Zukunft bedienen kannst, um dich vor Stress zu wappnen. Wenn du aber spürst, dass deine Angst übermächtig wird und sie deine alltäglichen Handlungen beeinflusst, traue dich in jedem Fall, frühzeitig professionelle Hilfe zu suchen.

Die Auswirkungen von Stress auf Groß und Klein

Viele von uns haben einen vollen Terminkalender. Die Kleinen bilden da keine Ausnahme: erst in die Schule, dann flink zur Logopädin, bevor der Klavierunterricht beginnt. Und dann warten noch die Hausaufgaben.

Was bei dem einen zu viel ist, ist beim anderen Kind womöglich zu wenig vorhanden: altersgerechte Förderung. Und auch so kann ein Tagesablauf eines zehnjährigen Kindes aussehen: erst in die Schule, dann abhängen im Einkaufszentrum, bevor man sich den restlichen Tag bis spät in die Nacht die Zeit mit Computerspielen vertreibt. Und dann warten noch die Hausaufgaben – vielleicht macht die Mama die wieder?

Das sind Klischeebilder, ich bin mir dessen bewusst. Und dennoch sieht Kinderalltag in Deutschland oftmals so aus. Zu viele Termine, zu intensiver digitaler Konsum – all das macht für sich gesehen noch nicht unbedingt Stress aus. Doch wenn die Anforderungen Kindern über den Kopf wachsen und sie das Gefühl haben, nicht mehr alle Termine zu schaffen, kann Stress entstehen.

Andererseits können zu wenig emotionaler Halt, das Nichterlernen von adäquaten Lösungsstrategien – etwa wenn die Eltern dem Kind vieles abnehmen – und ständige nicht altersentsprechende digitale Reize dafür sorgen, dass ein Kind seine Lebendigkeit verliert. Reizbarkeit und Wutausbrüche können die Folge sein. Denn es verliert die Verbindung zu sich selbst. Es ist so damit beschäftigt, online und in (digitaler) Verbindung mit anderen zu sein, dass es sich selbst dabei immer weniger spürt.

Wie aber macht sich Stress bei Kindern bemerkbar? Je kleiner das Kind ist, desto mehr spricht der Körper. Schon die Kleinsten erleben psychosomatisch bedingte Bauch- oder Kopfschmerzen, die womöglich jeden Morgen vor der Schule auftauchen. Auch Konzentrationsschwierigkeiten oder länger andauernde schulische Probleme können auf einen erhöhten Stresslevel hinweisen. Über einen längeren Zeitraum auftretende Schlafstörungen sind ebenfalls ein Zeichen dafür, dass das Kind nicht die nötige innere und äußere Ruhe findet, um herunterzufahren.

Mit dem hohen Stresslevel kommen die Versagensängste.

Auch Adipositas steht im Zusammenhang mit Stress, und zwar sowohl bei Kindern als auch bei Eltern.[15] So gibt es eine Verbindung zwischen dem Stresslevel der Mutter und dem Übergewicht von Kleinkindern.[16]

Nicht nur der Körper, auch das Verhalten des Kindes gibt Signale, wenn etwas nicht mehr in der Balance ist. Wenn ein bis dato fröhliches und extrovertiertes Kindergartenkind sich im Schulalter nach und nach in sich zurückzieht, auf Kontakte mit Gleichgesinnten verzichtet und sich viel Sorgen macht, sollte man nachfragen. Was bedrückt das Kind? Hat es Probleme mit Mitschüler*innen oder Lehrer*innen? Setzt es sich selbst unter Druck? Was steckt hinter dem Grübeln?

Ich erlebe es leider immer wieder, dass gerade auch die Kinder von erfolgreichen Eltern schon sehr früh hohe Ansprüche an sich stellen. Da wird die Note 2 bei der Mathe-Klassenarbeit zur Katastrophe stigmatisiert. Der Leichtathletikwettkampf gilt nur als gelungen, wenn man als Sieger durchs Ziel gelaufen ist oder wenigstens seine persönliche Bestzeit erreicht hat. Die eigenen Schwächen werden ständig überbetont, die Stärken hingegen nicht gesehen. Höher, schneller, weiter – da bleibt die eigene Persönlichkeit schnell auf der Strecke. Auch durch die Ablehnung des eigenen Selbst, den Mangel, sich selbst gegenüber nachgiebig und liebevoll zu begegnen, entsteht Stress.

Nervöses Verhalten, übermäßige Ängstlichkeit, Traurigkeit oder Aggression, auch gegen sich selbst, sollten uns also dazu veranlassen, genauer hinzuschauen. Nicht nur beim Kind, sondern eben auch bei uns selbst. Denn Kinder übernehmen unbewusst unsere hohen Ansprüche. Sie erspüren es intuitiv, wenn wir Eltern in einem ständigen Mangel sind. Und ist es etwa verwunderlich, wenn Erwachsene, die jeden Tag aufs Neue einen inneren Wettkampf gegen die Uhr unternehmen und sich durch Termine hetzen, am Abend nicht die nötige Bettschwere finden? Tatsächlich sind auch Schlafstörungen eins der klassischen Zeichen für zu viel Stress. Das reicht von Einschlaf- über Durchschlafstörungen bis hin zu dem, was ich gern »präsenile Bettflucht« nenne: Wenn einen Grübeln und Sorgen schon nach vier, fünf Stunden Schlaf wieder aufstehen lassen. Die Folge von Schlafstörungen aller Art ist eine akute Tagesmüdigkeit, inklusive bleiernem Mittagstief. Dem wird oftmals mit zu viel Kaffee begegnet – was wiederum das abendliche Einschlafen erschwert. Ein Teufelskreis also.

Kinder sind intuitiv und spüren unsere eigenen Ansprüche.

Andauernder Zeitdruck und zu wenig Zeit für sich selbst bringen weitere Nachteile: Statt sich nach acht Stunden sitzender Tätigkeit im Büro ausreichend zu bewegen, hetzen wir hungrig und unterzuckert in den Supermarkt und greifen womöglich zu Convenience-Food und Chips.

Sind die Kids dann im Bett, machen wir es uns mit Netflix und Nogger auf der Couch gemütlich. Dazu das eine oder andere Glas Rotwein. Dass wir damit weder unserem

Hüftgold noch unserem Herz-Kreislauf-System eine Freude machen, wissen wir schon lange. Wusstest du hingegen, dass Stress auch auf den Rücken und sogar auf die Augen schlagen kann?[17]

Und so gesellen sich über Jahre schlechte Gewohnheiten, anhaltender Stress und belastende emotionale Situationen zueinander. Und legen den Nährboden für richtig ernst zu nehmende Krankheiten wie Herzprobleme oder Krebserkrankungen.

Wie Yoga und Atemübungen helfen können, den Stress aus dem Alltag herauszunehmen

Höchste Zeit also, dass du endlich etwas für dich tust – und den Ausstieg aus eingeschliffenen und nicht dienlichen Alltagshandlungen schaffst. Denn dein körperliches Befinden ist schließlich einzig und allein deine Sache. Wie ich das meine? Nun, es ist ja so: Natürlich kannst du zum Arzt gehen, dir gegen deine Symptome einige Pillen verschreiben lassen und hoffen, dass es dir damit besser geht. Aber damit würdest du die komplette Verantwortung für deinen Körper an jemand anderen abgeben. Du weißt jedoch spätestens seit der Lektüre dieses Kapitels, dass viele chronische Beschwerden ihren Ursprung im dysregulierten Nervensystem haben. Also kannst du auch selbst etwas dafür tun, dass die Beschwerden sozusagen an ihrer Wurzel beseitigt werden. Oder gar nicht erst auftreten. Du kannst aktiv auf dein parasympathisches Nervensystem einwirken. Wie? Mit Yoga, Atem- und Achtsamkeitsübungen!

Was ist Yoga und wie wirkt es?

Yoga ist eine jahrtausendealte Philosophie, die eine Vielzahl an körperlichen Haltungen und Bewegungen zu bieten hat. Und noch mehr: Zum Yoga gehören Atem- und Meditationsübungen, die dich wieder in deine Balance bringen. Die dich kräftigen und regenerieren, die energetisieren und beruhigen. Yoga ist längst nicht mehr nur etwas für indische Gurus, die Räucherstäbchen schwingen und stundenlang in einer Höhle meditieren. Es ist auch gerade für uns moderne Menschen des 21. Jahrhunderts ungemein unterstützend. Denn was man vor 1000 Jahren noch nicht wusste, ist mittlerweile wissenschaftlich erwiesen. Yoga hat sehr viele positive Eigenschaften. Durch regelmäßige Yogapraxis schüttet beispielsweise das Gehirn den Botenstoff GABA (die Abkürzung steht für Gamma-Aminobuttersäure) aus. Und dieser wiederum sorgt dafür, dass Stresshormone und die Erregbarkeit unserer Nervenzellen reduziert werden. Auch das vegetative Nervensystem wird durch Yoga stimuliert. Der Effekt: Entspannung, und das auf allen Ebenen.

Leg los – und ich verspreche dir, du wirst gleich mehrfach belohnt! Lässt du Yoga und Achtsamkeitsübungen in dein Leben und hältst so immer mal wieder die Zeit an, hat das umfassende positive Auswirkungen. Gerade auch in Hinblick auf Stress. Die Vorteile von Yoga und Achtsamkeitsübungen im Überblick:

- Yoga verbessert die körperliche Beweglichkeit.
- Yoga reduziert nachweislich Stress.
- Yoga verbessert deine mentale Gesundheit.
- Yoga hat positive Auswirkungen auf dein Immunsystem, dein Herz-Kreislauf-System und deinen Gleichgewichtssinn.
- Yoga kann deine Schlafqualität verbessern.
- Yoga fördert ein achtsames Selbst-bewusst-Sein und sorgt dafür, dass du deinen Körper besser wahrnimmst.
- Yoga macht Spaß.
- Yoga und Achtsamkeitsübungen verbessern deine Lebensqualität und haben auch Auswirkungen auf die Beziehungen zu deinen Lieben.

Zu schön, um wahr zu sein? Vielleicht hältst du jetzt dagegen und bemühst Sätze, die sicher jede*r Yogalehrende schon unzählige Male als Entschuldigung gehört hat: »Ich bin nicht flexibel/sportlich/jung genug für Yoga.« Oder: »Yoga ist mir zu langweilig.« Oder aber: »Yoga ist nichts für mich, denn ich habe nicht die Figur für schicke Yogapants und fühle mich in diesen Studios nicht wohl.«

Groß, klein, dick, dünn, alt, jung – Yoga ist für alle da!

Keine Angst, ich verstehe dich und deine Zweifel! Und dennoch: Wir müssen uns davon lösen, dass Yoga nur für schlanke, weiße, weibliche und junge Model-Frauen gedacht ist, die in schicken und überteuerten Studios praktizieren. Yoga ist für alle!

Und getreu der wunderbaren Prämisse vom Altmeister T. K. V. Desikachar, dass der Yoga sich dem Menschen anpassen müsse, nicht der Mensch dem Yoga,[18] hast du das Recht dazu, den Yoga zu deinem Yoga zu machen. Denn Yoga ist vielfältig, so wie die Menschen vielfältig sind. Er ist meiner Erfahrung nach auch für alle Altersstufen geeignet. Ich habe schon die ganze Bandbreite vom zweijährigen Kind bis zur 70-Jährigen auf der Matte unterrichtet. Und es gibt immer eine Adaption, um eine dir unmögliche Haltung möglich zu machen. Die Hauptsache ist, dass Yoga Freude bereitet. Finde DEINEN Yoga, DEINE Übungen, die zu dir und deinen Gewohnheiten passen.

Seepferdchen und pullernder Hund: Auch Kinder profitieren von Yoga

Aber bitte ohne Stress und Leistungsdruck! Das ist gerade für Kinder und Jugendliche die oberste Yogaregel. Denn die haben schon genug Stress und Druck, da muss nicht noch Yoga dazukommen. Das heißt: **Kinder werden im Yoga nicht korrigiert!** Es sei denn, sie sind gerade dabei, sich richtig doll zu verletzen (was mir noch nie untergekommen ist).

By the way: Gerade für yogaaffine Mamas, die in meine Eltern-Kind-Yoga-Workshops kommen, ist das manchmal schwer zu akzeptieren, denn sie korrigieren ihr Kind ganz automatisch. Sie meinen es nur gut, aber dennoch ist Korrigieren ein No-Go.

Die Kinder sollen ihren ersten Yogakontakt ausschließlich mit Freude erleben. Und gerade beim Kinderyoga gibt es kein Richtig und kein Falsch. Es gibt nur eine riesige Schatzkiste voller Kreativität, die darauf wartet, vom jeweiligen Körper entfaltet zu werden. Im Yoga dürfen Kinder die meist tierischen Haltungen wie Katze, Hund oder Krokodil ausprobieren und neue erfinden. Kennst du den Dieb? Die Sushirolle? Das Seepferdchen? Den pullernden Hund? Siehst du, ich kannte sie vorher auch nicht. Bis die Kinder mir diese Übungen in unseren Kinderyogastunden gezeigt haben. Das funktioniert nur, weil ich ihnen im Yoga den Raum zur Entfaltung lasse. Ich zeige ihnen achtsame Übungen und wilde Yogaspiele und wir setzen gemeinsam Geschichten ins Yoga um. Die Kinder lernen so ganz nebenbei ihren Körper besser kennen. Oftmals verbessert sich die Motorik, die Konzentration, wenn Kinder regelmäßig Yoga praktizieren.

Kinderyoga ist anders.

Darum geht es mir aber nicht. (Und bitte, bitte, schick deine Kinder nicht zum Yoga, damit sie bessere Noten schreiben!) Wichtig ist, dass wir ihnen ein Gefühl für sich selbst vermitteln:

- Was brauche ich gerade?
- Wo im Körper spüre ich Wut?
- Wo zieht es, wenn ich den pullernden Hund mache? Was denke ich dann?
- Was fühle ich, wenn ich mal für eine Minute ganz still werde?
- Was kann ich selbst tun, wenn ich aufgeregt bin?

Machen unsere Kinder schon früh solche Erfahrungen der Selbstregulation und sind sie achtsam mit sich selbst, fördert das ihre Resilienz. Dann können oftmals jetzt und in Zukunft stressige Situationen an ihrer Seele abperlen wie Regentropfen an einem Gummistiefel.

Glaub mir, Digga: Yoga tut auch Teens gut

Jetzt weißt du es ja bereits: Yoga ist nicht gleich Yoga. Und daher braucht es den richtigen Twist, um die heilsame Kraft des Yoga verschiedenen Altersgruppen nahezulegen. Tatsächlich funktioniert Yoga mit Teens ab zwölf Jahren prächtig – wenn man ihre individuellen Bedürfnisse berücksichtigt. Viele in diesem Alter sind sehr busy damit, ihren Platz in der Peergroup zu finden. Sie wollen gefallen – und die Social-Media-Kanäle befeuern dies noch. Leider oftmals verzerrt und es werden den Kids oberflächliche und schwer zu erreichende Ideale vermittelt. Benimm dich so, zieh nur diese Klamotten an, schmink dich so, wiege nur so viel – dann bist du glücklich und erfolgreich. Das ist Bullshit, wir wissen es. Und die Teens wissen es oftmals auch – und dennoch hat diese shiny Welt von Instagram und Co., die nichts, aber auch gar nichts mit dem Alltag zu tun hat, eine mächtige Sogwirkung.

Yoga hilft auch in dieser Lebensphase, denn es wird ein Gefühl von »Du bist total in Ordnung« vermittelt oder, wie wir im Teenie-Yoga sagen: »Ich bin, so, wie ich bin, okay. Namaste.« Die Jugendlichen erleben in Flows ihren Körper und entdecken ihn durch die achtsame Bewegung auf positive Art. Sie dürfen jenseits von Erwartungshaltungen sein – ganz einfach. Atemübungen, Rederunden zu bewegenden Themen, stärkende Haltungen, Fantasiereisen und Mudras unterstützen sie dabei. Das alles kann von

Popsongs untermalt werden, die die Teens selbst aussuchen. Wir kreieren im Teenyoga wirklich einen Ort, an dem es einfach viel Freiheit für jede*n Teilnehmer*in gibt. Das nimmt auch im Alltag ganz schön viel Druck raus. Du wirst es in unseren Übungen für die Teens sehen, versprochen!

Happy Family dank Yoga

Yoga kann also eine ziemlich freudvolle Angelegenheit für jedes einzelne Familienmitglied sein, bei der sich jede*r das herauspicken darf, was er oder sie so gerade am dringendsten braucht. Und jetzt habe ich mir den Knüller für den Schluss aufgespart: Yoga macht auch als Familie total viel Spaß! Das weiß ich natürlich aus eigener Erfahrung, aber auch durch die Eltern-Kind-Yoga-Workshops, die ich seit Jahren in Berlin gebe. Und da erlebe ich wirklich jedes Mal, dass die Eltern-Kind-Paare zu Beginn eher gestresst sind, weil die Anstrengung der Woche noch auf ihren Schultern lastet. Nach zwei Stunden gemeinsamer Zeit, die dank verschiedenster Übungen wie im Flug vergeht, sind Kids und Eltern immer meeeggaaa entspannt.

Im Familienyoga spüren wir die Stärke des anderen.

Gerade Familien können also ungemein vom Yoga profitieren. Denn Yoga ist viel mehr als nur eine körperliche Haltung! Es geht auch um eine innere Haltung, eine des Wohlwollens sich und dem anderen gegenüber. War vorher dicke Luft, ermöglicht die Berührung während der Partnerübungen zum Beispiel, dass Groß und Klein wieder in Verbindung miteinander kommen. Oftmals hat sich die Miese-Stimmung-Wolke nach der gemeinsamen Praxis verzogen, sodass man einfach wertschätzender miteinander sprechen kann. Wir erfahren wieder, was es heißt, ein gutes Team zu sein – eines, das sich aufeinander verlassen kann. Wie genau Familienyoga aussehen kann, das erfahrt ihr. Denn JETZT legen wir endlich los!

Kleine Entspannungsübung für den Parasympathikus

Die sogenannte Box-Atmung ist ideal, wenn um dich herum gerade die Löcher aus dem Käse fliegen. Sie bietet einen schnellen Ausstieg aus stressigen Situationen und erreicht durch ihre Regelmäßigkeit, dass sich unser Nervensystem in Nullkommanix wieder beruhigt. Sie schenkt uns also Ruhe, egal, ob wir im Stau stehen oder auf der Mama-Bank auf dem Spielplatz sitzen. Die Box-Atmung hat ihren Namen, weil sie uns praktisch wie ein Quadrat atmen lässt, in dem alle Seiten gleich lang sind.

- Setze dich aufrecht hin. Atme tief ein und zähle dabei langsam bis vier.
- Halte die Luft an, während du bis vier zählst.
- Atme vollständig aus und zähle wieder ruhig bis vier.
- Zähle in der Atempause bis vier, bevor du anschließend wieder einatmest.
- Wiederhole die Übung mindestens viermal. Sie wirkt am besten, wenn du sie regelmäßig übst.

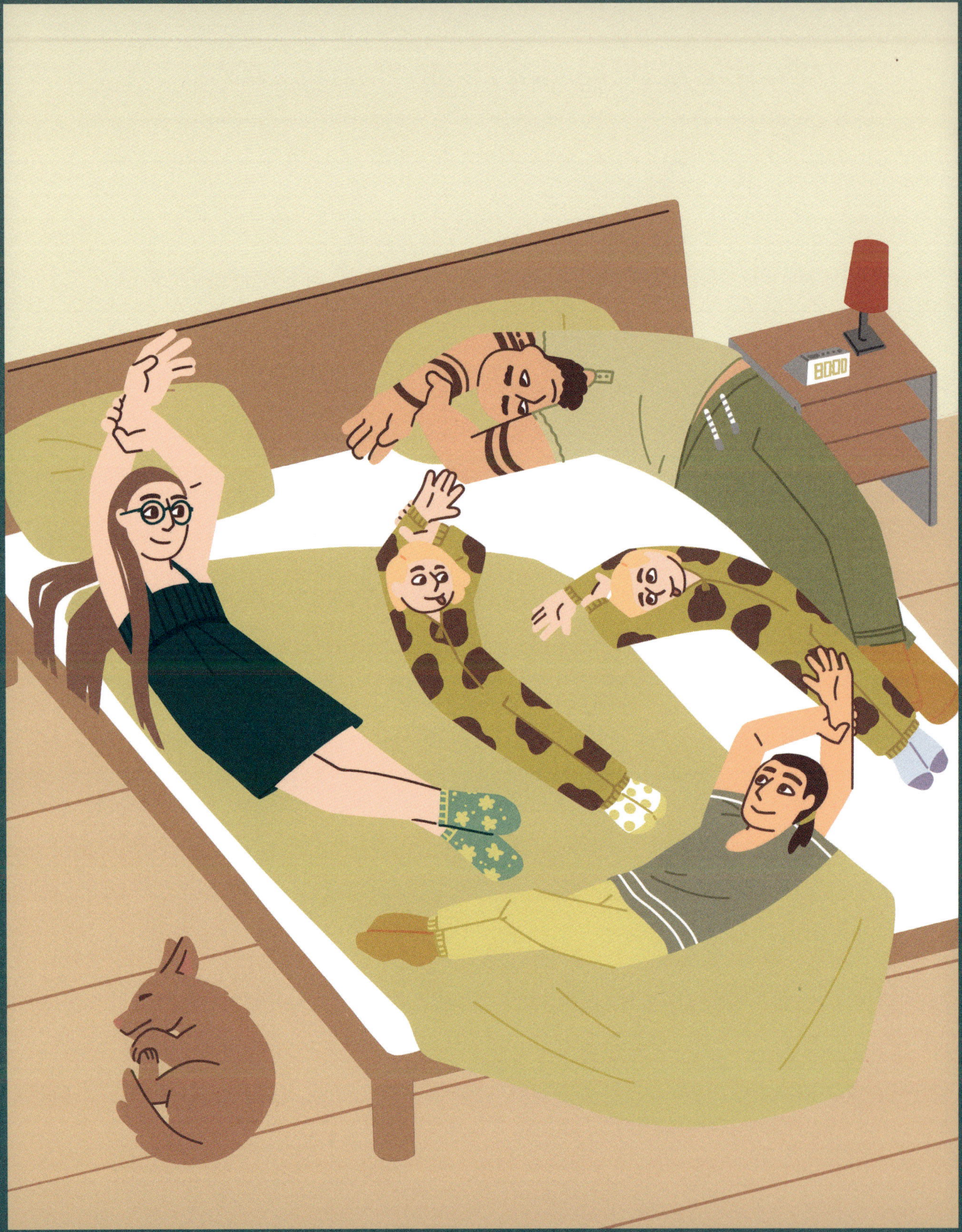

2

Guten Morgen,
lieber Alltag!

Ein neuer Tag: 24 Stunden, um es anders zu machen als gestern!

»Sei bereit, jeden Morgen ein Anfänger zu sein.«
Meister Eckhart

Liegst du manchmal früh am Morgen im Bett und stellst fest, dass du nicht allein bist? Nein, ich meine nicht deinen Mann oder deine Kinder. Ich meine die blöden Gedanken, die sich noch im Halbschlaf ganz leise zu dir gesellt haben. Gedanken wie zum Beispiel an die bevorstehende Termin-Odyssee später am Tag oder daran, dass du gestern Abend schon wieder vergessen hast, das Frühstück für die Kids vorzubereiten. Du spürst ein leichtes Ziehen im Magen. Und – zack! – haben sich die blöden Gedanken in negative Gefühle verwandelt. Und das, noch bevor du auch nur einen Fuß aus dem Bett gesetzt hast! »Noch fünf Minuten liegen«, denkst du, während du die Katze würgen hörst. Igitt, das musst du als Erstes gleich wegmachen ... Schnell springst du auf, gerädert, weil du mal wieder zu wenig geschlafen hast, und beseitigst angeekelt das Dilemma. Dann tappst du schlaftrunken ins Bad, schaust in den Spiegel und erschrickst. Dein innerer Monolog geht in etwa so: »Auweia, ich sehe aus, als hätte ich heute Nacht im Klub gefeiert. Fahler geht's ja wohl nicht! Und diese Ringe unter den Augen. Ich dachte, die teure Hautcreme hält, was sie verspricht ... Sind das etwa graue Haare da oben?« Und – zack! – schießt der nächste blöde Gedanke durch deinen Kopf. »So ein mieser Morgen! Da kann der Tag nur doof werden.«

Ab hier ist deine Laune praktisch schon besiegelt. Du hast beschlossen, dass der Start ganz und gar nicht gelungen ist. Ich wette, du hast schon allein während des Lesens auch bei dir gespürt, dass sich in Nullkommanix unser Denken manifestiert, dass aus negativen Gedanken ganz schnell negative Gefühle werden können, oder?[19] Dabei habe ich dir diese ausgedachte Geschichte nur erzählt.

Lass es uns anders versuchen: derselbe Morgen, dieselbe Ausgangssituation. Du erwachst, denkst an die vielen Termine und stellst dir bildlich vor, wie du einen nach dem anderen so easy wie möglich hinter dich bringst. Und dich danach vielleicht noch mit einem leckeren Pistazieneis belohnst. Mmmm, allein der Gedanke ans köstliche Eis erfreut dich. Huch, da ploppt der Gedanke mit der vergessenen Vorbereitung des Frühstücks auf. Innerlich musst du etwas über dich lachen und du spürst intuitiv: Wenn du etwas so oft vergisst, kann diese Routine einfach nicht für dich gemacht sein. Da musst du dir etwas Neues einfallen lassen. Du drehst dich noch mal um – und hörst die Katze würgen. Während du aufstehst, bist du voller Mitgefühl für das arme Tier und streichelst ihm liebevoll über den Rücken. Du entfernst das Missgeschick, ohne einen weiteren Gedanken daran zu verschwenden – einfach weil es getan werden muss. Im Badezimmer lächelst du deinem Spiegelbild entgegen und denkst dabei auch hier mitfühlend mit dir selbst: »Oh, du Liebe, du siehst ja noch ganz müde aus. Das Buch, das dich gestern Abend so gefesselt hat, ist aber auch ein wahrer Pageturner … Was kann ich dir denn heute Morgen Gutes tun, um gut in Schwung zu kommen, du bezaubernde Frau?«

Merkste selbst, oder? Dieses Szenario fühlt sich gleich viel besser an. Ich wette, es ist nicht nur gesünder für dich, sondern auch besser für deinen Glow. Und ich verrate dir auch, wieso: Im zweiten Beispiel hast du dich von den Gedanken nicht zu negativen Gefühlen verleiten lassen. Du bleibst einfach souveräner und fühlst dich nicht ohnmächtig den Situationen ausgeliefert – Situationen, die wir meist sowieso nicht ändern können. Wir bleiben dann auch liebevoll im Umgang mit uns selbst.

Willst du wissen, warum ich so weit ausgeholt habe? Weil wir am Morgen die Weichen für den gesamten Tag stellen. Weil eben die Phase unmittelbar vor und nach dem Aufstehen darüber entscheidet, wie wir für die nächsten Stunden drauf sind: hektisch, muffelig und gestresst oder entspannt und ausgeschlafen – und damit gut gewappnet für die Anforderungen des Tages. Jeder Tag ist ein neuer Anfang. Das heißt, wir können es immer anders machen als gestern. Ohne Schuldgefühle, sondern eher nach dem Motto »Don't look back in anger«, wie Oasis einst sangen.[20] Zum Beispiel, indem wir unseren ganz persönlichen Schlafrhythmus kennen und bestmöglich nach ihm leben.

Morgenmuffel versus Frühaufsteher

Intuitiv kennst du deinen Schlaftypus eigentlich schon ganz gut. Vielleicht bist du eine Lerche, die gern früh aufsteht und sich auch gerade am Vormittag gut konzentrieren kann. Oder du gehörst eher zu den Eulen, also zu den Nachteulen. Die brauchen morgens länger, um in die Gänge zu kommen, sind aber dafür abends oftmals putzmunter. Eindeutige Lerche oder Eule ist aber nur jede*r Dritte von uns. Die meisten Menschen sind eher eine Mischung aus beiden, die Kolibri genannt wird. Das sind solche, die zwischen 6 und 7 Uhr aufstehen und zwischen 23 und 24 Uhr schlafen gehen.[21]

Bist du eine Lerche oder eine Eule?

In einer x-beliebigen Familie finden sich oft verschiedene Schlaftypen. Auch bei uns sind die Unterschiede sehr groß: Mein Mann ist eindeutig eine Lerche, die es liebt, wann immer es ihr möglich ist, schon um 6 Uhr am Morgen den Sonnenaufgang auf dem Golfplatz zu genießen. Meist ist er dann gut gelaunt – frische Morgenluft und Bewegung sei Dank – um 9:30 Uhr zurück mit frischen Brötchen. Dann frühstücken wir gemeinsam. Ich stehe, wann immer möglich, nicht vor 8 Uhr auf und habe meine ganz eigene Routine (dazu später mehr). Unsere Teenie-Tochter »quält« sich dann manchmal auch aus dem Bett, schläft aber am Wochenende gern bis 11 Uhr.

Aus den verschiedenen Schlaftypen ergeben sich unterschiedliche morgendliche Bedürfnisse. Während die Lerchen morgens schon gern »singen«, sind Eulen wie ich vor 8 Uhr eher gesprächsfaul und ja, ich gebe es zu, eher grummelig. Reibereien am Morgen sind hier manchmal vorprogrammiert.

Erschwerend kommt hinzu, was die Wissenschaft den »sozialen Jetlag« nennt. Dieser ergibt sich daraus, wenn die innere Uhr und die soziale Uhr nicht gleich ticken: Das sind Eulen, die jeden Morgen schon um 7 Uhr zu arbeiten beginnen. Lerchen, die Spätdienst haben. Selbstständige, die abends um 21 Uhr noch E-Mails für den Job verschicken, statt Feierabend zu machen. Oder eben Teenies, die morgens um 8 Uhr schon eine dreistündige Matheklausur schreiben – und damit eindeutig entgegen ihrer inneren Uhr produktiv sein müssen. Denn während kleinere Kinder – du ahnst es schon, ich sehe dich mit den Augen rollen – meist zu den Lerchen gehören, gehören Jugendliche eindeutig zu den Eulen.

Das Blöde am sozialen Jetlag ist: Das lange Ausschlafen am Wochenende, um damit endlich nach der inneren Uhr zu agieren, macht es nicht besser. Im Gegenteil, denn am Montag beginnt das Leiden von Neuem. Ein Fakt, der krank machen kann. »Jede Stunde sozialer Jetlag erhöht die Wahrscheinlichkeit für Stoffwechselerkrankungen wie Diabetes um 30 Prozent«, weiß Pepe Peschel, Autorin von *Meine innere Uhr*.[22] Ihr Rat: auch am Wochenende versuchen, die Schlafzeit wie an den Wochentagen beizubehalten.

Natürlich können wir es uns nicht aussuchen, wann die Schule und der Job beginnen. Aber wir können uns das Aufstehen – egal ob Lerche, Eule oder Kolibri – so angenehm wie möglich machen. Wie? Mit der passenden Morgenroutine.

Finde deine Morgenroutine

Bitte bekomme jetzt keinen Schreck, weil ich von »Morgenroutine« spreche – einem Begriff, der uns in den sozialen Medien doch allzu häufig um die Ohren geschlagen wurde. Er impliziert irgendwie Arbeit, Disziplin und eine zweistündige aufwendige Praxis im Morgengrauen, bevor du (endlich!) den Kindern das Frühstück machen darfst. Und irgendwie fühlt man sich doch ertappt, wenn man bei dem Wort »Morgenroutine« nur an Zähneputzen denkt, oder?

Keine Sorge: Hier wird der Begriff »Morgenroutine« viel weiter aufgefasst. Und eigentlich ist es ganz einfach, denn es geht nur um diese eine Sache:

Was tut dir am Morgen wirklich richtig gut?

Spüre richtig rein, was dich in deinen Körper und in die Verbindung mit dir selbst bringt. Das kann ein einziger tiefer Atemzug sein, bevor du dir einen Kaffee machst und im Bad eine Katzenwäsche hinlegst. Es kann aber auch sein, dass du dich erst einmal ein wenig bewegen möchtest. Vielleicht sind das drei Kniebeugen am offenen Fenster. Womöglich gibt dir aber auch eine leichte Yogapraxis den nötigen Schwung in den Tag. Du entscheidest – fernab von Dogmen und trendigen Tipps. Denk immer dran: Influencer kennen deine Bedürfnisse nicht!

Wenn du deine Morgenroutine gefunden hast, bleib gern für einige Wochen dabei. So kannst du in Ruhe ausprobieren, ob sie zu dir passt. Falls nicht, verändere sie. Hier verrate ich dir meine: Mein Körper freut sich zum Beispiel, wenn er gleich nach dem Aufstehen ein bisschen gedehnt und gestreckt wird. Aus diesem Grund liegt meine Yogamatte stets ausgerollt direkt neben meinem Bett. Fünf Minuten reichen mir schon. Danach meditiere ich noch mal für weitere fünf Minuten, und zwar im Garten. Je nach Witterung und Jahreszeit packe ich mich warm ein und genieße meine Minimeditation an der frischen Luft. Prana pur! Danach lasse ich den Blick noch ein wenig ins Grüne schweifen, während ich meinen Tee trinke. Ich versuche, bis dahin so wenig wie möglich zu sprechen. Und meine Familie respektiert diese kleine Achtsamkeitspraxis. Im Anschluss sitzen wir am Frühstückstisch und reden über alles, was an diesem Tag wichtig sein wird. Meist frühstücke ich aber erst gegen 9 Uhr, weil sich das für mich einfach besser anfühlt. Kaffee gibt es bei mir immer erst nach 10 Uhr. Auch das durfte ich lernen: Sonst fühlt sich mein Körper einfach zu aufgeputscht an.

Jetzt magst du denken: »Jaja, die Andrea hat gut reden, die ist ja auch selbstständig und kann sich ihren Tag selbst einteilen.« Oh ja, das stimmt! Aber auch das ist eine bewusste Entscheidung gewesen. Ich habe mir die Selbstständigkeit nach Jahrzehnten als Angestellte ausgesucht, weil sie einfach besser zu mir und meinem Körper passt. Aber auch als Familie nehmen wir uns morgens einfach kurz gemeinsam Zeit. Denn zehn Minuten früher aufzustehen (und vielleicht dafür zehn Minuten früher schlafen zu gehen) – das schafft jeder! Die folgenden Rituale, Tipps und Übungen sind extra für den Morgen gedacht und leicht nachzumachen. Ich gehe jede Wette ein, dass du und deine Familie weniger hektisch, dafür besser gelaunt in den Tag startet.

Der ultimative Tipp am Morgen: Lass das Handy aus

Intuitiv weißt du es sicher, aber ich möchte es noch einmal betonen: Der Stress fängt auch mit dem morgendlichen Checken von Nachrichtenseiten, Mails, SMS und deinem Instagram-Profil an. Aus diesem Grund lasse dein Smartphone einfach so lange wie möglich aus – am besten im Flugmodus. Mindestens aber so lange, bis du deine Morgenroutine vollzogen hast. So kommst du nicht morgens schon mit negativen Nachrichten oder Mangelgefühlen durch die shiny Social-Media-Welt in Berührung. Gerade in der Früh, wenn unsere Kanäle nach der Nachtruhe noch offen und »fein« sind, solltest du diesen Digital Detox beherzigen. Bevor du also äußeren Kontakt hast, gehe in Kontakt mit dir selbst. Und bitte sprich mit deinen Lieben, denn gerade auch für Kids und Teens ist es essenziell, sich erst einmal selbst zu spüren, bevor sie sich nach draußen ausrichten.

Gemeinsame Anti-Hektik-Rituale für einen entspannten Start in den Tag

Vielleicht denkst du dir angesichts dieser Überschrift, dass ich leider deine Familie nicht kenne. Denn wie könnte ich sonst so einen verrückten Vorschlag machen? Wie sollte es klappen, sich in diesem allmorgendlichen Chaos GEMEINSAM zu entspannen? Glaub mir, ich sehe und ich höre dich. Und ich prophezeie dir, dass es auch euch gelingen wird, anders aus dem Bett zu steigen als maulig, müde und im Eiltempo. Tag für Tag – und täglich grüßt das Murmeltier. Alles, was ihr braucht, um gechillter aus den Federn zu kommen, ist ein wenig Geduld und Liebe füreinander. Bringt ihr die Bereitschaft mit, es einmal anders miteinander zu versuchen? Na bitte! Dann bekommt ihr jetzt ein paar konkrete Impulse, wie es morgens um 6:30 Uhr anders laufen könnte: ruhiger, gestärkter, harmonischer. Seid ihr bereit?

Klangschale statt Wecker

Schallt bei euch morgens auch eine Wecker- oder Klingelton-Kakophonie durch die bis dahin stille Wohnung? Suchst du nach einer sanfteren Alternative zu digitalen Klingeltönen? Wie wäre es, ab sofort deine Familienmitglieder mit dem beruhigenden und 100 Prozent analogen Sound einer Klangschale zu wecken? Und zwar, indem du von Zimmer zu Zimmer gehst und sie so ganz persönlich mit dem vibrierenden Ton aus dem Schlaf holst. Klangschalen gibt es von klein bis XXL. Schau, dass sie nicht zu mini ausfällt (da ist der Ton oft schrill) und gut in deine Hand passt. Und vielleicht gefällt euch diese kleine Achtsamkeitspraxis so gut, dass ihr ab sofort auch tagsüber öfter mal von der Klangschale Gebrauch macht. Stellt sie doch eine Zeit lang mal auf den Küchentisch oder eben dahin, wo das Zentrum eurer Familie ist und alle Mitglieder regelmäßig zusammenkommen. Mit dem sanften Klangschalen-Weckruf gibt es auch keine Ausrede mehr, um schon am frühen Morgen als Erstes nach dem Smartphone greifen zu müssen.

Familienrunde im Bett

Wenn du kleinere Kinder hast, knubbelt sich sicher beim Aufwachen oftmals die volle Mannschaft in deinem Bett. Aber auch größere Kinder genießen es (nach vielleicht anfänglichem Zieren) tatsächlich ebenfalls, den Zusammenhalt der Familie auch körperlich zu spüren. Daher probiert doch einfach mal, wie es sich anfühlt, nicht hektisch morgens AUS dem Bett zu hüpfen, sondern eben für fünf Minuten alle in EIN Bett zu springen. Und hier einfach das zu tun, was euch guttut: die Fenster zu öffnen und gemeinsam den Geräuschen des Morgens zu lauschen. Kleine Nettigkeiten und gute Wünsche für den bevorstehenden Tag auszutauschen. Euch zusammenzukuscheln oder – für die Lerchen unter euch – gemeinsam wachzukitzeln. Oder einfach einen kleinen, achtsamen Augenblick lang gemeinsam still zu sein und die Wärme der anderen zu spüren.

Kleine Affirmation für den Tag

Und wenn ihr schon einmal so schön beieinanderliegt, findet ihr vielleicht einen gemeinsamen Kraftspruch, der jedes Mitglied auf seinem individuellen Weg durch den Tag begleiten kann. Solche Kraftsprüche heißen auch Affirmationen, die – leise oder laut gesprochen – an die eigene Resilienz appellieren. Und einfach für Good Vibes und gute Gefühle sorgen. Wie wäre es mit »Meine Familie gibt mir Power für alle Aufgaben« oder »Ich werde geliebt« oder »Heute fühle ich mich ganz stark«. Findet Affirmationen, die zu euch passen. Und vielleicht kreiert ihr auch euren ganz individuellen Familien-Power-Satz. So wie bei den verschiedenen Häusern von *Game of Thrones* – nur weniger kriegerisch: »Wir sind die … (euren Nachnamen) und wir halten immer zusammen.« Klingt gut, oder?

Bananenstaude im Familienbett

Und noch eine Übung, um gemeinsam sanft wach zu werden. Hierzu legt sich jedes Mitglied im Bett in »Bananasana«. Diesen Namen gibt es im klassischen Yoga nicht wirklich, dennoch wird er seit einigen Jahren häufiger verwendet. Gemeint ist die »Bananenhaltung«: Kommt hierzu in Rückenlage mit über dem Kopf abgelegten Armen und lang gestreckten Beinen. Dann nehmt ihr eine schiefe Haltung ein – so wie bei einer krummen Banane. Hierzu lupft ihr den Oberkörper und die Beine nach rechts, so weit es euch angenehm ist. So dehnt ihr die linke Körperseite. Umfasst zur Verstärkung der Dehnung mit der linken Hand das rechte Handgelenk und schlagt den linken Fuß über den rechten. Voilà, jetzt liegt ihr wie eine Banane im Bett. Und da ihr nicht allein seid, bildet ihr gemeinsam eine ganze Bananenstaude. Atmet für einige Male in die gedehnte linke Körperseite. Dann löst die Haltung ganz langsam auf und kommt zur Mitte zurück. Nun ist die andere Seite dran: die Banane nach links mit Dehnung der rechten Körperseite. Zum Abschluss streckt ihr euch noch einmal, so wie es euch intuitiv guttut. Und bitte vergesst nicht, laut zu seufzen und zu gähnen! Eine Illustration der Übung findest du auf Seite 38.

Yogaübungen
zum Wachwerden und Durchstarten

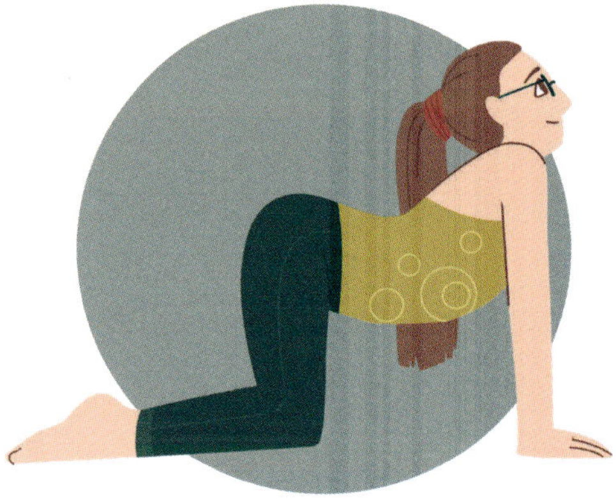

Katze

Wir beginnen mit meinem Alltime Favorite, einem genialen Klassiker des Yoga. Genial, weil diese Übung auch schlaftrunken gut funktioniert und unsere Wirbelsäule so elastisch wie einen knackigen Bambus werden lässt. Und Elastizität und Flexibilität wünschen wir uns schließlich alle, nicht nur für den Rücken, sondern auch für unser Mindset, oder? Du kannst diese Übung auf der Yogamatte machen (die ja im Idealfall gleich neben deinem Bett liegt) oder aber auf dem Teppich oder einer anderen kniefreundlichen Unterlage.

- Komme in den Vierfüßlerstand. Achte darauf, dass die Knie ein wenig geöffnet sind. Die Knie befinden sich genau unter den Hüften und die Hände unter den Schultern. Die Hände sind gut geerdet mit allen Fingern am Boden abgelegt.
- Mit der Einatmung strecke langsam die Vorderseite des Körpers und komme in eine Art geführtes Hohlkreuz. Dein Blick und auch dein Steißbein weisen in Richtung Zimmerdecke. Konzentriere dich ganz bewusst auf die angenehme Streckung der Vorderseite.

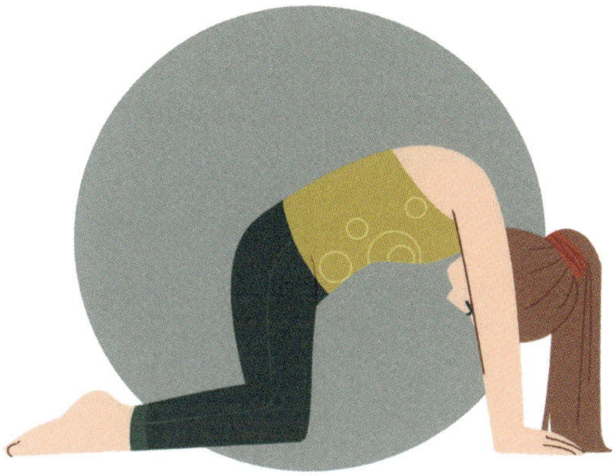

- Rolle, mit der Ausatmung, vom Steißbein ausgehend, den gesamten Rücken achtsam und langsam auf, so als würdest du einen Katzenbuckel imitieren. Am Ende der Bewegung ziehe das Kinn zur Brust, sodass der Nacken ganz lang wird. Dein Blick geht zum Bauchnabel. Genieße die sanfte Dehnung deines gesamten Rückens.
- Mit der nächsten Einatmung beginne erneut mit der Streckung der Vorderseite. Wiederhole diese Abfolge für einige Runden. Wichtig ist hier, dass du die zwei verschiedenen Bewegungen wirklich mit deinem Atemrhythmus fließen lässt: Dein individueller Atemfluss gibt vor, wann du dich in die eine, wann in die andere Richtung bewegst. Achte auch auf die kleinen Pausen zwischen Ein- und Ausatmung und spüre, wie sich dein Rücken nach und nach mehr entspannt.

Tipp: Stelle dir vor, du führst die »Katze« unter Wasser aus. Das macht es oft weicher. Am Ende kommst du in den Vierfüßlerstand zurück und spürst nach. Kreise zum Schluss gern noch einmal mit dem Becken in alle Richtungen.

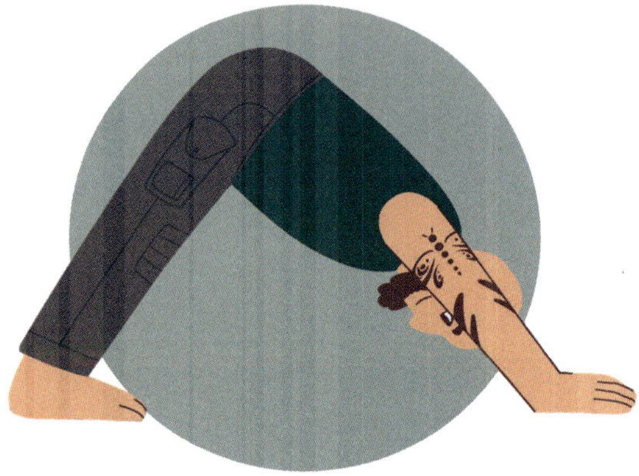

Hund

Wenn du einigermaßen sanft gedehnt bist, lass uns eine Stufe weiter gehen: zum Klassiker »Hund«. Dieser Vierbeiner bietet ebenfalls eine Wohltat für den Rücken (der wird hier ganz laaaannnnggg). Außerdem kräftigst du deine gesamte Rumpfmuskulatur und dehnst die Rückseiten deiner Beine ganz hervorragend!

- Wir beginnen auch hier im Vierfüßlerstand. Stelle die Zehen auf und hebe die Knie erst einmal nur einige Zentimeter vom Boden ab. Es ist ja noch früh am Morgen und wir wollen es langsam angehen!
- Wenn du das einige Male gemacht hast, strecke beim nächsten Mal die Knie weiter durch und schiebe dich mit durchgestreckten, kraftvollen Armen in den nach unten schauenden Hund. Wichtig: Die Knie können nach wie vor mehr oder eben weniger gebeugt sein – ganz so, wie es sich für dich richtig anfühlt. Vielleicht magst du den Hund auch zu Beginn dynamisch werden lassen, indem du abwechselnd die Knie stärker beugst. Die Hauptsache ist, dass der Rücken ganz lang ist und der Kopf entspannt zwischen deinen Schultern hängt. Schüttele gern den Kopf einmal aus.
- Halte den Hund für einige Atemzüge und spüre, wie sich deine Kraft langsam entfaltet und der Kreislauf in Gang kommt.

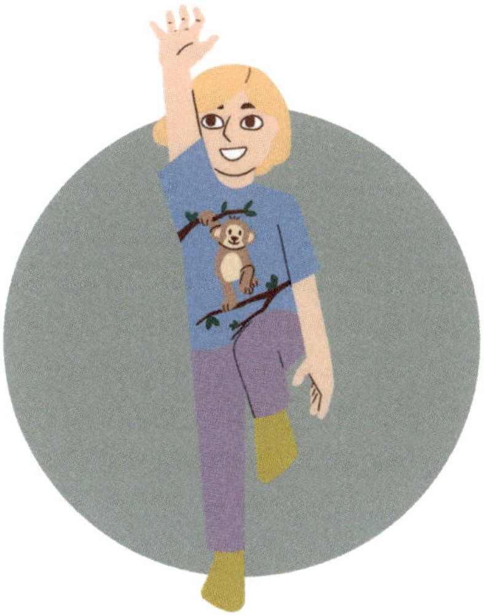

Affenklettern

So, jetzt bist du endlich auch mal dran! Sicher hast du schon ungeduldig gewartet, bis Mama dir endlich mal das Buch weiterreicht. Ich habe für dich ganz besonders lustige Übungen ausgewählt. Die sollen dir vermitteln, wie viel Spaß Yoga machen kann. Die folgenden Übungen sind für dich, wenn du dich morgens mal so richtig durchschütteln willst. So wirfst du quasi die Müdigkeit aus deinem Körper heraus und sorgst auch dafür, dass unangenehme Gedanken erst gar nicht aufkommen. Entscheide du, ob du dabei ein Berggorilla oder ein wendiges, kleines Makakenäffchen sein willst. Oder etwa beides abwechselnd?

- Stelle dich aufrecht hin und stelle dir vor, du verwandelst dich jetzt in einen Affen, der eine Palme hochklettern will. Wie würde das aussehen?
- Hebe den rechten Fuß vom Boden und strecke dabei den linken Arm in die Höhe.
- Dann setze den Fuß wieder ab, Arm zurück neben den Körper.
- Nun hebe den linken Fuß und strecke dabei den rechten Arm nach oben. Also immer eine Rechts-Links-Bewegung. Das Ganze sollte aussehen, als ob du marschierst.
- Wenn dir das zu einfach ist, dann werde ganz langsam schneller. Und noch schneller. Gehe in ein Schütteln über und versuche, trotz dem Durcheinander aus Armen und Beinen die Rechts-Links-Bewegung aufrechtzuerhalten. Klappt das oder bist du plötzlich ein Affe außer Rand und Band?
- Am Ende darfst du wieder langsamer werden. Fühlst du dich gut gestreckt und gedehnt?

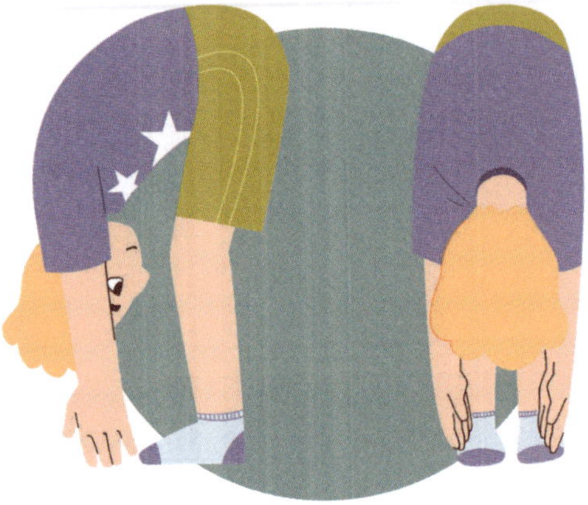

Verrückte Vorbeuge

Weiter geht's mit der verrückten Vorbeuge. Die heißt so, weil sie nicht vielen Regeln folgt und du sie machen kannst, ganz wie du es willst. Die verrückte Vorbeuge macht dich in jedem Fall ganz schön wach!

- Stelle dich locker aufrecht hin und beuge dann den Oberkörper nach vorn, sodass dein Kopf und die Arme nach unten hängen. Deine Beine dürfen gebeugt bleiben. Ob du dabei den Boden mit den Händen berührst oder ziemlich weit davon entfernst bist: ganz egal!
- Jetzt beginne, dich in dieser Position zu schütteln. Schüttele Nacken und Kopf, Arme und Hände. Alles Schwere und Müde darf herausgeschüttelt werden und deinen Körper Richtung Erde verlassen. Wackle mit den Beinen und heb auch einmal einen Fuß nach dem anderen vom Boden ab. Lass deine Arme zu den Seiten fliegen.
- Wenn du genug geschüttelt hast, rolle dich ganz langsam aus der Vorbeuge wieder zurück in den aufrechten Stand. Mach das ganz langsam. Für den Fall, dass dir dennoch schwindelig ist, hebe die Arme zu den Seiten über den Kopf und mache Fäuste. Das hilft. Du solltest dich jetzt frisch und wach fühlen!

Twist and Shout

So, jetzt kommen wir endlich zu dir. Und nur zu dir. Ich habe dir ein paar Übungen herausgesucht, von denen ich denke, dass sie dir gefallen könnten. Es gibt kein Müssen, und wenn du etwas anders machen willst: nur zu. Die Hauptsache ist, dass du dich spürst. Dazu will ich dir kurz einen Tipp von Ralph de la Rosa mit auf den Weg geben. Das ist ein cooler amerikanischer Therapeut und Meditationslehrer, der selbst schon sehr schwere Zeiten in seinem Leben durchgemacht hat. Von ihm kommt der, wie ich finde, ultimative Tipp:

»Check dich selbst mindestens so oft wie Instagram. Achte bis zum Gehtnichtmehr auf dein Wohlbefinden.«[23] Das bedeutet: Beobachte deine innere Welt, deine Gedanken, Gefühle und Stimmungen.

Und jetzt, du faszinierendes Wesen, beginnen wir mit der allerersten Übung. Sie besteht eigentlich aus zwei Haltungen. Diese sollen dich einerseits sanft wecken und andererseits den unfreundlichen Gedanken, die wir uns selbst gegenüber öfter haben, ein klares »F*** you« entgegensetzen. Du weißt schon, dieses »Ich bin hässlich«-Kopfkino am Morgen und all die miesen anderen Gedanken, die dich nicht weiterbringen und die dir weismachen wollen, dass du eben keine enorme Kapazität hast. Oh doch, die hast du!

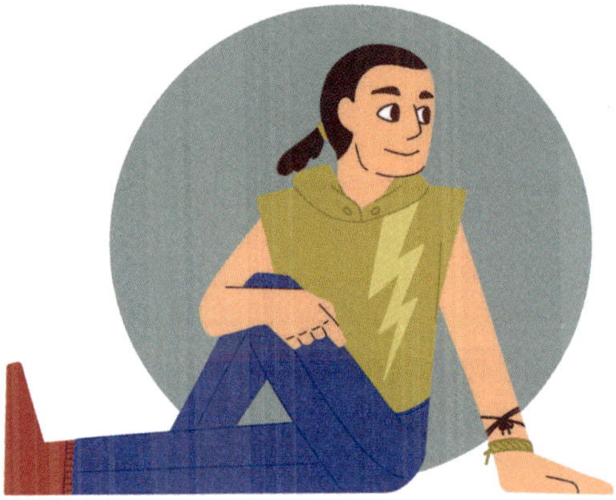

Twist

- Für den **Twist** setze dich auf den Boden. Die Beine sind lang vor dir ausgestreckt, die Füße geflext (heißt: die Zehen sind aktiv und herangezogen).
- Nun stelle ein Bein über das andere, sodass der Fuß des linken Beins ganz nah an der Außenseite des rechten Oberschenkels zum Stehen kommt. Das mag ein wenig ungewohnt sein.
- Vielleicht hast du automatisch schon die linke Hand hinter deinem Gesäß aufgestellt, damit es bequemer ist? Gut so, die kannst du dort lassen. Achte nur darauf, dass die Finger von dir weg zeigen.
- Schlinge nun mit deinem rechten Arm einmal außen ums linke, aufgestellte Bein herum. So, dass die Armbeuge in etwa unterhalb deines Knies aufliegt. Das ist die Haltung. Du merkst, dass du nun die Wirbelsäule ganz schön nach links »twistest« (deutsch: verdrehst). Das tut ihr richtig gut.
- Wir verstärken die Drehung nun noch ein wenig. Mit der Einatmung richte dich auf und strebe mit dem Oberkörper nach oben Richtung Decke. Mit der Ausatmung drehe sanft weiter nach links und in Richtung deiner linken, hinteren Hand. Blicke dabei über die linke Schulter nach diagonal hinten links. Atme für einige Male ein und aus.
- Drehe dich dann ganz achtsam zur Mitte zurück und löse alles auf. Wenn du magst, schüttle dich kurz aus, bevor du wieder zur Ausgangsposition zurückkehrst und den rechten Fuß an die linke Außenseite des Oberschenkels bringst.

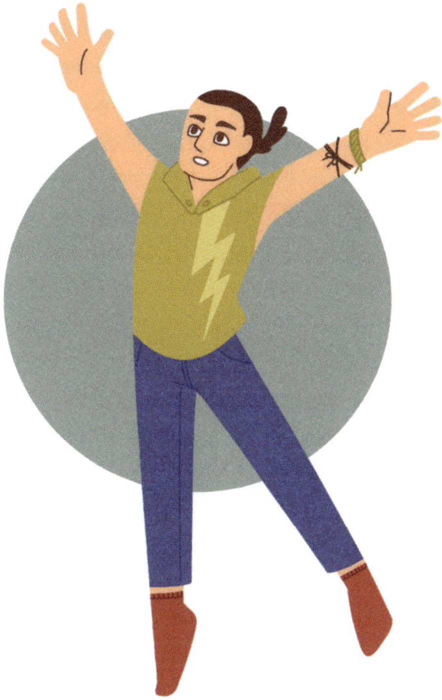

Shout

Nach so viel Drehen wird es kraftvoller: Wir kommen zum **Shout**.

- Stelle dich hierzu aufrecht hin, die Beine sind leicht gegrätscht. Erspüre deine Gedanken: Was kommt dir in den Sinn? Welche Gefühle kannst du wahrnehmen, wenn du an den bevorstehenden Tag denkst?
- Nun sammele deine gesamte Power in deinem Bauchraum und gehe dabei leicht in die Knie, während du die Arme kompakt zu dir heranziehst und Fäuste machst.
- Dann explodiere mit einem wuchtigen Sound – springe mit hulkmäßiger Kraft nach oben, während du laut brüllst. Die Arme dürfen nach oben schnellen, die Finger sich spreizen.
- Wiederhole das Ganze zweimal. Dann stelle dich erneut aufrecht hin und fühle nach: Hast du deine Energie gespürt? Ist dir warm geworden? Fühlst du dich nun ausreichend gedehnt und gestärkt für deinen Tag? Ich hoffe es von ganzem Herzen.

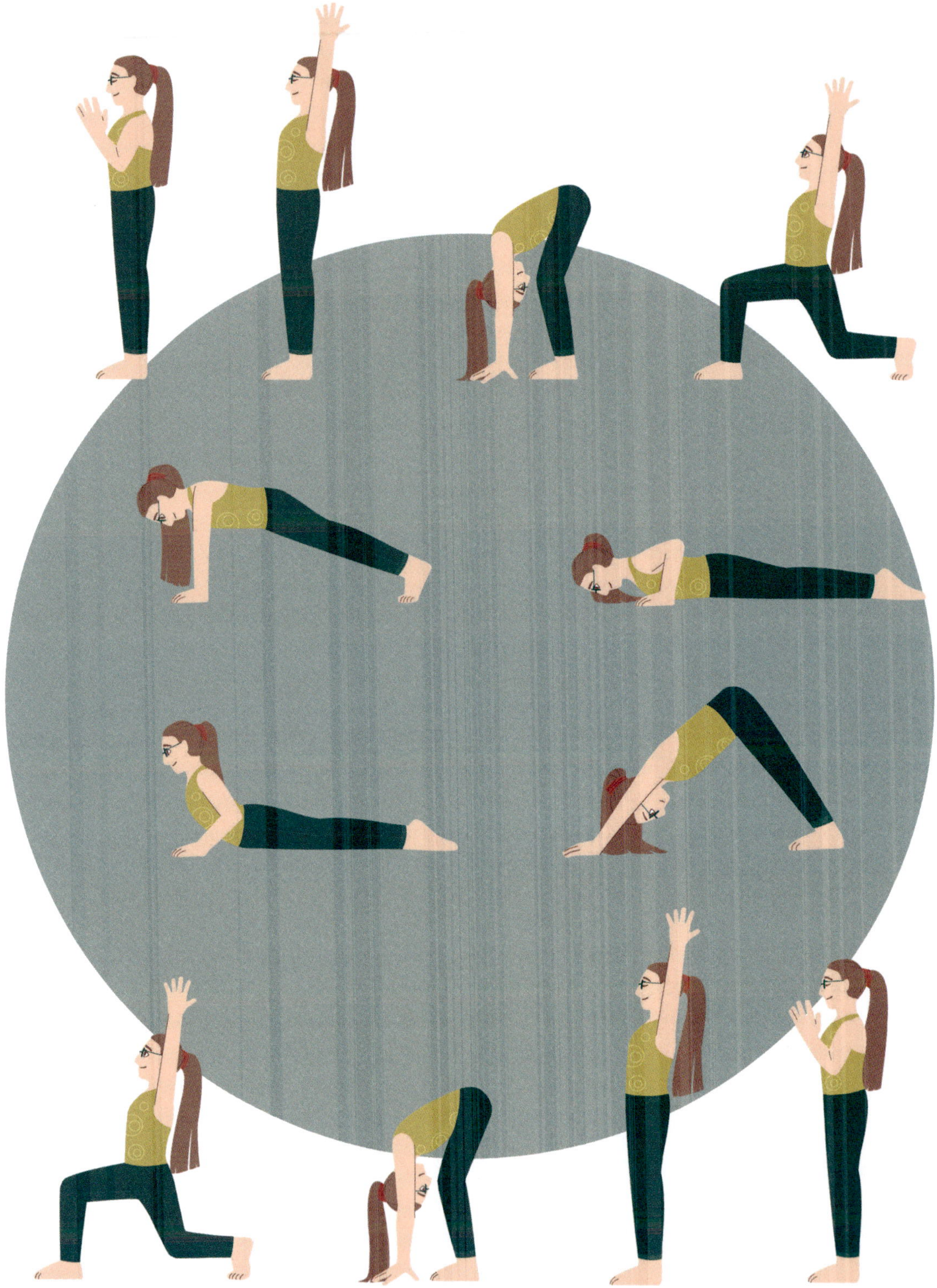

Sonnengruß

Wie freundlich, am Morgen die Sonne zu begrüßen! Für diesen Flow (das ist eine Abfolge mehrerer Yogahaltungen) braucht jeder seine Matte oder wenigstens eine rutschfeste Unterlage. Am besten grüßt sich die Sonne übrigens mit nackten Füßen. Wenn euch die Atemanweisungen zu Beginn irritieren, atmet einfach nach eurem Gefühl.

1. Stehe aufrecht mit hüftweit geöffneten Beinen. Nimm die Hände dabei gefaltet vor die Brust.
2. Atme ein, öffne die Hände, strecke die Arme nach oben aus und beuge dich ganz leicht zurück.
3. Atme aus und komme in die Vorbeuge. Hierfür beuge die Hüfte, sodass der Oberkörper mit gestreckten Armen nach unten sinkt. Der Rücken ist dabei lang, die Beine minimal gebeugt. Falls das schmerzhaft ist, kannst du die Beine auch stärker beugen.
4. Setze die Hände am Boden ab und steige mit dem rechten Fuß einen großen Schritt nach hinten. Setze das hintere Knie am Boden ab. Löse die Hände vom Boden und richte einatmend den Oberkörper auf. Strecke die Arme an den Ohren vorbei nach oben und beuge dich leicht zurück. Tipp: Überprüfe einmal, ob du deine Schultern hier übertrieben hebst. Falls ja, lass sie tief sinken.
5. Setze die Hände wieder vorn neben dem linken Fuß ab. Steige mit diesem nach hinten zum rechten Fuß, sodass der Körper kraftvoll auf einer Linie ist. Nun bist du in der Brett-Haltung.
6. Um in die Bauchlage zu kommen, beuge nun ausatmend erst deine Knie, dann die Arme – sie bleiben ganz nah am Körper. Nun setze zusätzlich das Brustbein und das Kinn am Boden ab. Das Gesäß darf ganz kurz noch in der Luft sein, ehe du auch dieses erdest. Jetzt bist du in der Bauchlage angekommen. Stelle die Hände neben deinen Schultern ab. Vielleicht magst du hier eine Zwischenatmung einlegen.
7. Hebe mit der nächsten Einatmung Kopf und Schultern nach oben. Das ist die Kobra. Strecke die Arme weiter und richte dich auf, ehe du das Gesäß Richtung Fersen schiebst.

8. Komme von hier in den herabschauenden Hund. Der Rücken ist dabei lang, die Beine können leicht gebeugt sein. Lasse den Kopf locker und entspannt zwischen den Schultern hängen, mit langem Nacken. Bleibe hier für drei Atemzüge.
9. Strecke mit deiner nächsten Einatmung das rechte Bein nach hinten und oben. Dann beuge das Bein und führe es unter dem Körper nach vorn. Setze den rechten Fuß nah an den Händen ab – oder da, wo es dir möglich ist. Wenn nötig, hilf deinem rechten Fuß, indem du ihn mit der Hand ein wenig vorrückst. Setze das linke Knie am Boden ab und richte den Oberkörper einatmend auf. Strecke die Arme wieder an den Ohren vorbei nach oben.
10. Führe die Hände mit der nächsten Ausatmung wieder zurück zum Boden und steige mit dem hinteren, linken Fuß nach vorn zum rechten. Jetzt bist du wieder in einer Vorbeuge.
11. Komm mit der nächsten Einatmung mit geradem Oberkörper und gehobenen Armen nach oben zum Stehen.
12. Ausatmend nimm die Hände gefaltet vor dein schönes Herz. Spüre nach.

Wiederhole die Abfolge und steige mit dem anderen, linken Bein zuerst nach hinten.

Schau nach innen

Frag dich ganz neugierig: Was muss ich heute tun?

Vielleicht fallen dir sehr viele To-dos ein, die auf deiner inneren (oder realen) Liste stehen. Vielleicht spürst du schon jetzt eine Enge im Brustkorb, weil du dir viel vorgenommen hast. Frag dich bitte noch einmal:

Was muss ich heute WIRKLICH tun?

Womöglich kannst du von deiner imaginären Liste nun schon einige Punkte wegstreichen, die auch auf morgen oder die nächsten Tage verschoben werden können.

Schau dir nun die Punkte an, die heute abgearbeitet werden müssen. Lege dazu eine Hand auf dein Herz und frage dich:

Was davon belastet mich?

Vielleicht sind einige Punkte mit Sorgen und negativen Vorstellungen verbunden. Und womöglich hilft es dir, zu wissen, dass rund 97 Prozent der Dinge, die wir befürchten, niemals eintreten werden. Also ist Sorgenmachen doch reine Zeitverschwendung, oder etwa nicht?

Vielleicht kannst du die To-dos auch aus einem verbissenen »Ich muss da heute durch«-Mechanismus in etwas Positiveres verwandeln. Oder sie zumindest wertfrei betrachten. Nehmen wir das Beispiel »Zahnarztbesuch« für den Fall, dass dieser heute auf deiner Agenda steht. Statt Angst zu erleben und zu spüren, wie sich Stunden vorher deine Krake Angst schon im Körper breitmacht, kannst du dir vielleicht vergegenwärtigen:

- Ich vertraue meinem Zahnarzt.
- Ich bin dankbar für medizinischen Fortschritt.
- Ich sehe die Zahnbehandlung als einfache und notwendige »Wartungsarbeit« an.

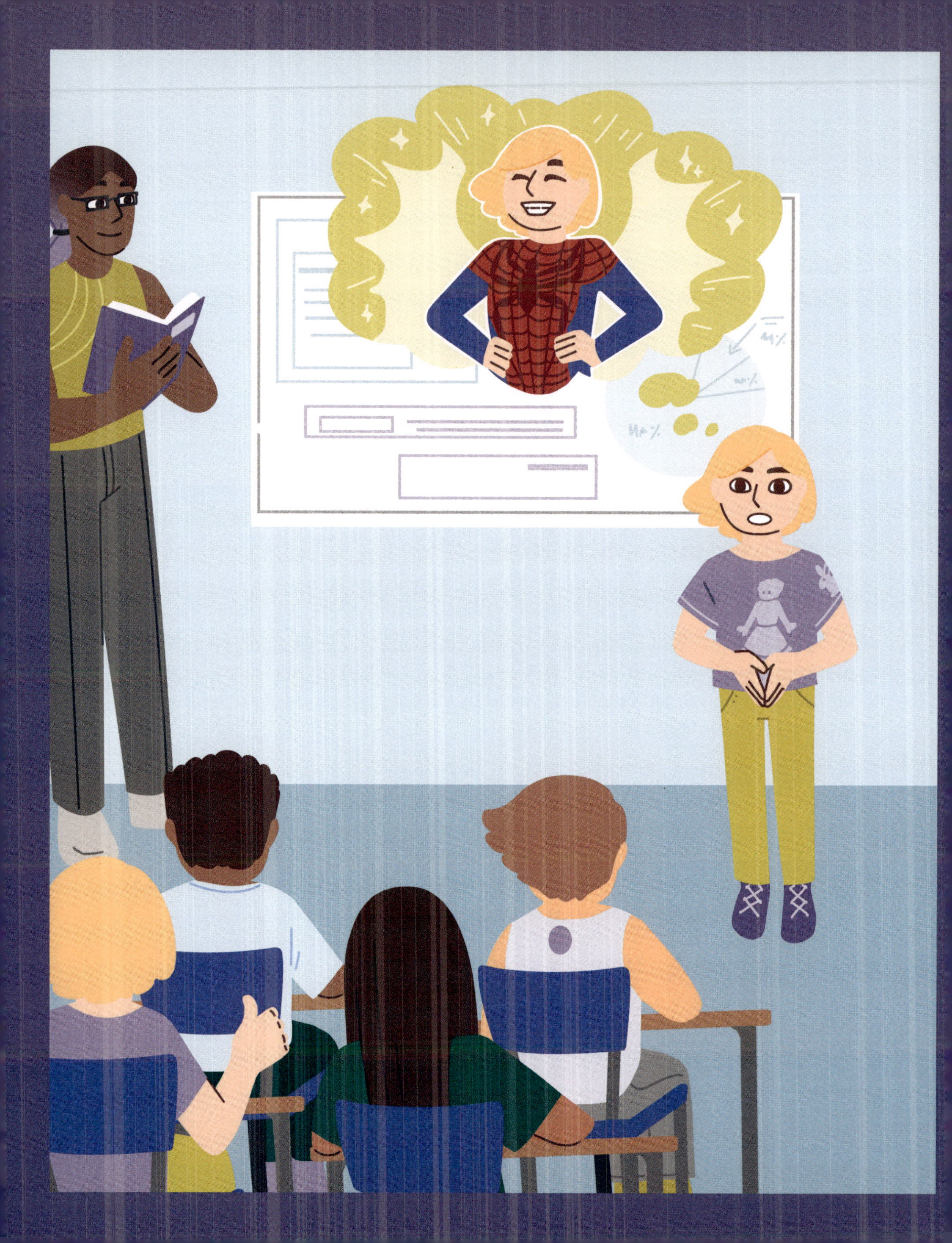

3

Den Vormittags-Peak *optimal nutzen*

Rote-Teppich-Momente am Vormittag

Zugegeben, wir als Normalsterbliche, die nicht Brad Pitt oder Jennifer Lopez heißen, müssen jetzt nicht soooo häufig auf roten Teppichen herumstehen. Aber nur mal angenommen, es wäre uns auch nur ein einziges Mal ein Ticket für die Academy Awards in den Briefkasten geflattert: Was würden wir auf dem roten Teppich tun? Ganz genau, nämlich das, was die anderen Celebritys auch machen: posieren und sich von der allerbesten Seite zeigen. Dass die prominenten Damen und Herren für ihren Auftritt wochenlang mit Fitnesstrainern, PR-Agenten und Coaches geschuftet haben und neben stundenlangen Anproben noch verrückte Gesichtsbehandlungen über sich ergehen ließen, können wir uns denken, oder?

So, und jetzt switchen wir mal gedanklich zum Vormittag eines jeden Familienmitglieds. Und siehe da: Auch hier steckt meist eine Menge Vorbereitung und Training drin. Denn der Vormittag ist UNSER Red-Carpet-Moment: Wir halten die Präsentation, die wir wochenlang zusammengebaut haben, wir sitzen in Meetings, in denen es um viel geht, und wir haben das lang ersehnte Gespräch mit dem Chef, in dem wir ihm schlagkräftige Argumente dafür liefern, warum wir jetzt endlich mit der Gehaltserhöhung dran sind. Und die Kids? Schreiben Klassenarbeiten und Tests, für die sie tagelang gelernt haben. Halten Vorträge vor der ganzen Klasse.

Du siehst: Die Vormittage sind also unsere Hollywood-Momente, auch wenn wir leider ganz ohne Blitzlichtgewitter, High Heels und ausladende Chanel-Robe auskommen müssen. Nichtsdestotrotz müssen auch wir glänzen und »performen«, also zeigen, was wir draufhaben.

Das Gemeine daran ist, dass es hierbei ganz egal ist, ob wir eine Lerche oder eine Eule sind. Mit Augenringen oder ohne: Bis zur Mittagspause muss die ganze Familie fokussiert und hoch konzentriert sein. Gleichzeitig sollten wir aber auch mit unseren Kräften haushalten, damit wir alle bis zum Abend durchhalten.

Im Gegensatz zu Brad und Jennifer hält unser Rote-Teppich-Moment jedoch einen Vorteil für uns Normalos bereit: Er liegt eben am Vormittag – und nicht etwa am Abend wie bei der Filmpremiere in Beverly Hills. Ein Punkt für uns, denn es ist nun mal so, dass die meisten Menschen ihren Peak, also ihren Leistungshöhepunkt, vor 12 Uhr mittags haben. Der Vormittag ist die Zeit des Tages, in der wir wach und konzentriert wie sonst nie sind. Ein weiteres Plus für uns: Wenn wir in diese Hochphase der Emsigkeit zusätzlich klitzekleine Yogapausen einbauen, fühlen wir uns anschließend wie nach einem doppelten Espresso. Denn mit kurzen Yogaübungen können wir unseren Peak nicht nur optimal nutzen, sondern auch glänzen, wenn es eben drauf ankommt.

Yogaübungen für Fokus, Konzentration und Selbstbewusstsein

Kurze, effektive und energiespendende Haltungen unterstützen Groß und Klein dabei, ihre Vormittags-Power bestmöglich einzusetzen. Dazu habe ich Übungen ausgewählt, die einerseits Erdung und Fokus vermitteln (Standhaltungen), uns andererseits in die Balance bringen (etwa durch ausgleichende Atemübungen oder Mudras). Und jetzt raus mit dir, auf den roten Teppich (aka Meetingraum, aka Klassenzimmer). Zeig allen, dass du es draufhast!

Baum

Der »Harry Potter unter den Yogahaltungen« ist der Baum: Auch wenn du noch nie selbst auf einer Matte praktiziert hast, hast du eine ungefähre Vorstellung davon, wie sie aussieht. Und ähnlich wie der berühmte Zauberlehrling hat auch die Yogaübung »Baum« magische Kräfte: Sie sorgt für Konzentration, Balance und Fokus, lässt sich prima im Büro, aber auch unauffällig in der U-Bahn machen – dann halt nur als Minibalance, mit nah über dem Boden schwebendem Fuß.

- Stehe aufrecht mit hüftweit geöffneten Beinen.
- Verlagere das Gewicht auf das rechte Bein. Stelle dir vor, wie dieses rechte Bein dich halten, sein Fuß in den Boden wurzeln wird.
- Richte den Blick auf einen Punkt am Boden oder am Horizont. So »hältst« du dich in der Balance fest.
- Hebe das linke Bein vom Boden und schau, wo du den Fuß anlegen kannst. Entweder führe die Ferse an den rechten Knöchel für den kleinen Baum (klein, weil der linke Fußballen genau genommen noch die Erde berührt und für zusätzlichen Halt sorgt). Oder setze den linken Fuß an die Innenseite des rechten Unterschenkels (und unterhalb des Knies).
- Für den »ausgewachsenen« Baum bringe den linken Fuß an die Innenseite des rechten Oberschenkels. Egal, wo dein Fuß jetzt aufliegt, presse ihn gegen das rechte Bein. Dadurch aktivieren sich die Bauchmuskeln und die Haltung wird stabiler.
- Lege die Handflächen vor deinem schönen Herzen zusammen.
- Atme nun für einige Atemzüge sanft ein und aus. Schaue, dass deine Schultern entspannt sind.
- Löse die Haltung dann so langsam auf, wie du sie aufgebaut hast (auch das ist Achtsamkeit!). Spüre kurz, wie beide Füße jetzt am Boden stehen. Dann wiederhole mit der anderen Seite.

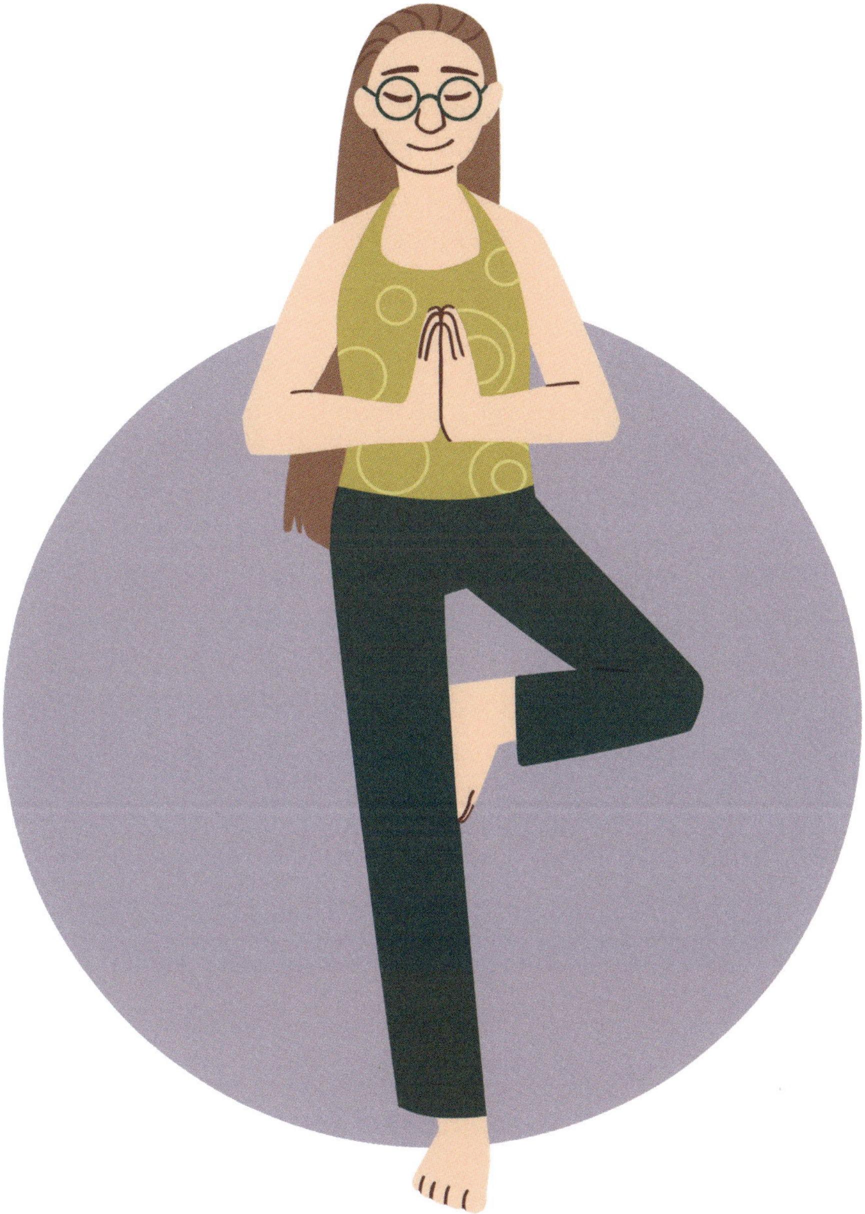

Nasenwechselatmung

Sicher fragst du dich, warum du abwechselnd durch beide Nasenlöcher atmen solltest. Ganz einfach: Weil diese Atemübung für einen Ausgleich beider Gehirnhälften sorgt. Und quasi frischen Wind hineinlässt, der eine Portion Klarheit und Konzentration mit sich bringt. Nach der Wechselatmung bist du garantiert gewappnet für dein wichtigstes To-do des Tages.

- Suche dir einen ruhigen Ort, an dem du für einige Minuten ungestört sein kannst. Setze dich entspannt hin. Wenn nötig, schnäuze vorher die Nase.
- Wenn du Rechtshänder bist, nimm deine rechte Hand. Klappe den Zeige- und Mittelfinger nach unten Richtung Ballen – die brauchen wir in dieser Übung nicht. Dann leg deinen rechten Daumen an das rechte Nasenloch, deinen rechten Ringfinger an das linke. Übe keinen Druck aus.
- Atme für einige Male mit den leicht aufgelegten Fingern durch beide Nasenlöcher.
- Verschließe dann durch leichten Druck des Daumens das rechte Nasenloch und atme nur durchs linke Nasenloch ein. Nach der Einatmung verschließe beide Nasenlöcher kurz mit Daumen und Ringfinger. Dann atme durch das rechte Nasenloch aus, indem du den Druck des Daumens lockerst. Wenn du vollständig ausgeatmet hast, atmest du nun durch das rechte Nasenloch wieder ein.
- Ideal ist es, wenn du zu Beginn deiner Praxis auf 4 atmest. Also: Atme ein und zähle bis 4. Halte die Luft kurz an, indem du beide Nasenlöcher verschließt, atme dann aus und zähle bis 4. Wenn sich das für dich nicht gut anfühlt, kannst du die Ausatmung verlängern oder auf 5 atmen. Geübtere probieren, auch die Atempause mitzuzählen (auf 4 oder auf 5).
- Noch drei Profi-Tipps: Lasse den Atem fein und lautlos strömen. Lasse unbedingt deine Schulter entspannt nach unten sinken, wenn sie sich zu Beginn deiner Praxis hebt und anspannt. Und: Je aufgeregter du bist, desto ruhiger wirst du, indem du die Ausatmung verlängerst. Spiele ruhig ein bisschen herum: Wie fühlt es sich an, wenn du auf 4 einatmest und auf 6 ausatmest?
- Lasse zum Schluss die rechte Hand sinken und atme wieder durch beide Nasenlöcher. Was spürst du? Kühle? Klarheit? Ein Gefühl der Aufgeräumtheit?

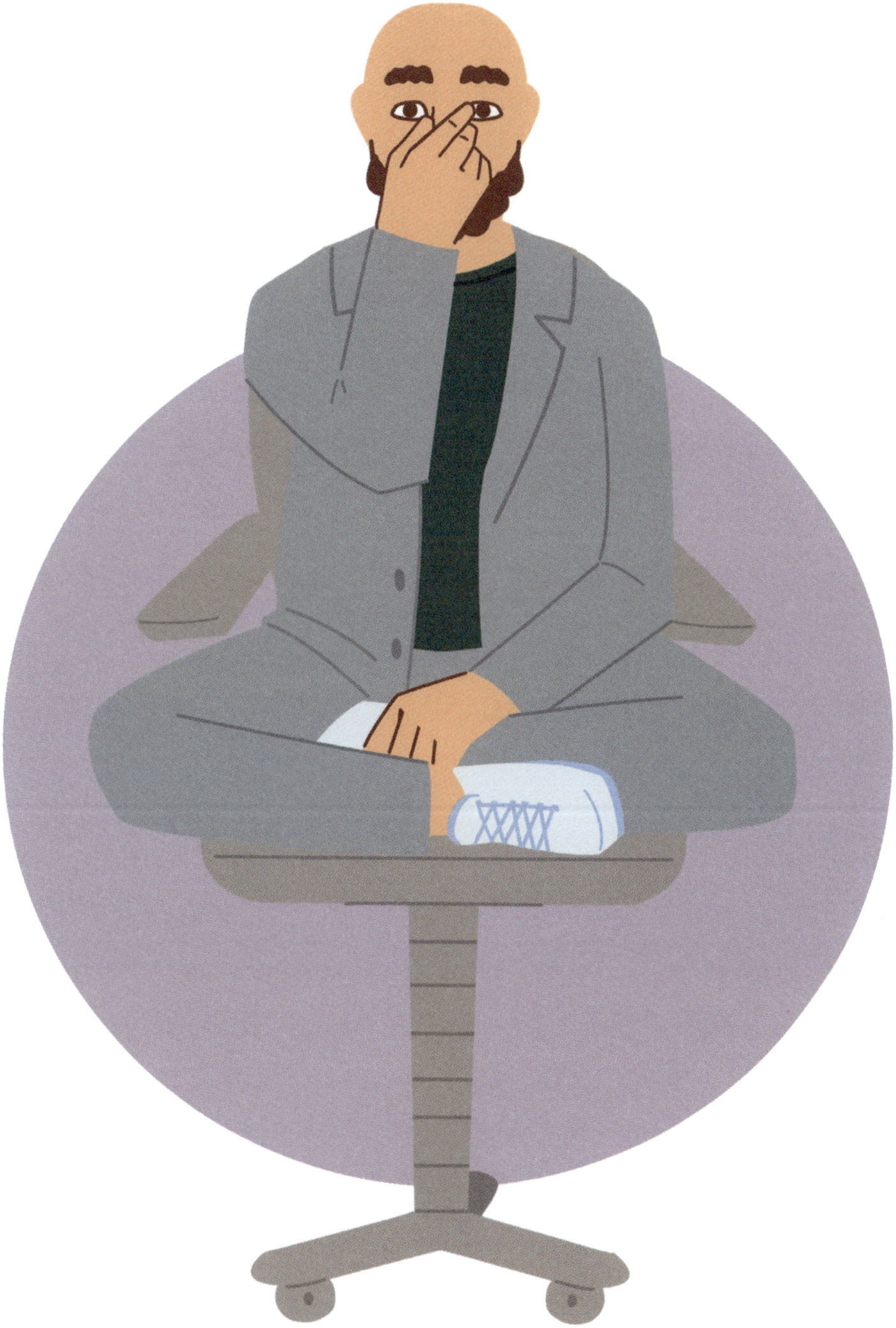

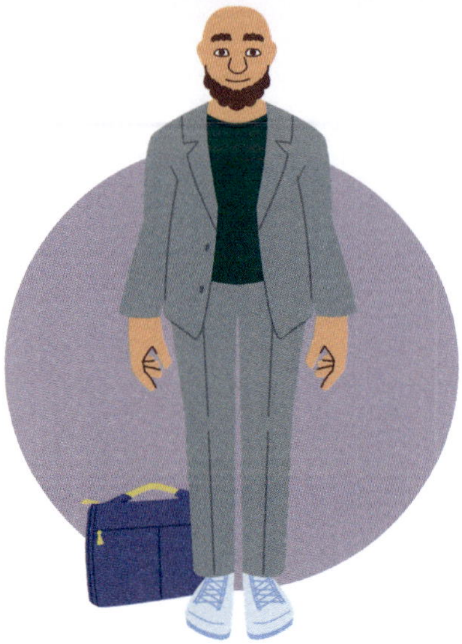

Berg

Hier kommt eine geniale Übung. Sie ist ideal vor einer Präsentation, da sie für eine gute Erdung sorgt, wenn es im Kopf wuselig ist.

- Stehe aufrecht, mit hüftweit geöffneten Beinen. Atme dabei langsam ein und aus. That's it!
- Natürlich ist es ratsam, hinzuspüren: Spüre in die Auflagepunkte deiner Füße. Stehst du gut ausgerichtet auf Fersen und Ballen? Fühlst du deine unverwundbare Stabilität – so wie ein Jahrmillionen alter Berg, unverrückbar?

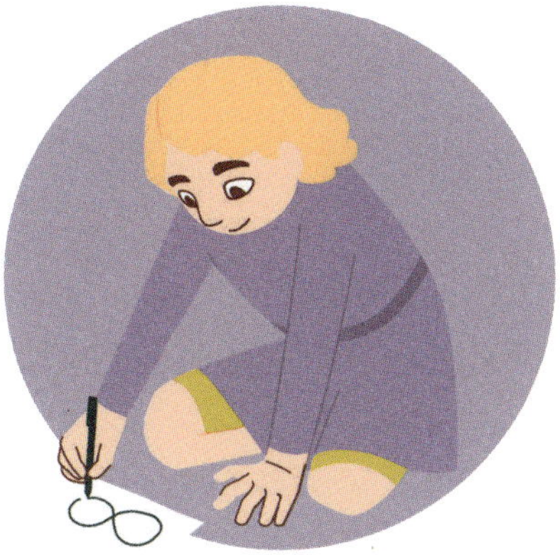

Liegende Acht

So, du tolles Wesen, jetzt du dir. Für diese Übung benötigst du ein Blatt Papier (möglichst ohne Linien oder Kästchen) und deinen Lieblingsstift. Sie ist eine super Konzentrationsübung und schafft einen Ausgleich in deinem Gehirn zwischen den beiden Hirnhälften. Dabei macht sie auch noch Spaß!

- Setze dich entspannt hin und lege das Blatt vor dich.
- Nun zeichne eine große, liegende Acht in der Mitte auf das Blatt. Anschließend darfst du die Linien deiner Acht nachfahren. Mach dies ruhig und konzentriert und versuche, so gut wie möglich auf der Linie zu bleiben. Triff auch den Punkt in der Mitte, an dem die zwei »Bäuche« der Acht sich berühren, ganz genau.
- Wiederhole das Nachzeichnen für einige Runden. Dann wechsele die Richtung. Wie ist das?
- Als Nächstes wird es noch ein wenig schwieriger. Denn sicherlich hast du automatisch deine Schreibhand benutzt, oder? Nimm den Stift nun in die andere Hand und führe die Übung nun mit dieser durch – auch wieder erst in die eine, dann in die andere Richtung. Was kannst du nun spüren?

Mut-Mudra

Auch bei dir ist am Vormittag ja ganz schön Remmidemmi. Und selbst wenn du in den Kindergarten und noch nicht in die Schule gehst, brauchst du oft starke Nerven: Es ist laut. Es ist wild. Und oft lässt du dich ablenken, sodass du dich gar nicht mehr spürst. Für den Fall, dass du schon in die Schule gehst, kannst du die nächsten beiden Übungen gut brauchen. Sie unterstützen dich, ruhig und konzentriert zu bleiben, wenn du zum Beispiel ein Gedicht vortragen musst oder eine Klassenarbeit schreibst. Oder einfach nur für zwischendurch, um ein bisschen zu entspannen.

Ein Mudra ist eine yogische Fingerübung mit besonderer Kraft. Vielleicht kannst du diese ja spüren.

- Setze dich an einen Ort, an dem du für 5 Minuten allein sein kannst. Falls das nicht geht, ist es auch in Ordnung. Die Übung funktioniert zum Beispiel auch in der Schule mit den Händen unter einem Tisch. So ist sie ganz unauffällig.
- Lege die Fingerspitzen von Daumen und Zeigefinger aneinander, sodass sie ein »O« formen. Sprich leise oder laut **»Ich«**.
- Nun wechsele die Finger. Lege die Fingerspitzen von Daumen und Mittelfinger aneinander. Sprich nun in deinen Gedanken zu dir oder laut **»bin«**.
- Jetzt sind Daumen und Ringfinger an der Reihe. Lege die Fingerspitzen zu einem »O« zusammen. Das Wort lautet bei dieser Fingerhaltung **»ganz«**.
- Als Letztes lege die Fingerspitzen von Daumen und kleinem Finger zusammen. Sprich dazu **»mutig«**.
- Insgesamt lautet dein Mut-Spruch also **»Ich bin ganz mutig«**. Dieser entsteht, indem du nacheinander die Finger so bewegst wie beschrieben. Wiederhole für einige Male laut gesprochen oder eben nur gedacht und spüre nach, ob du dich danach auch tatsächlich mutiger fühlst. Für noch mehr Superpower kannst du dir auch eine Situation richtig echt vorstellen, in der du ganz doll mutig bist. Und natürlich kannst du den Satz auch für dich verändern.

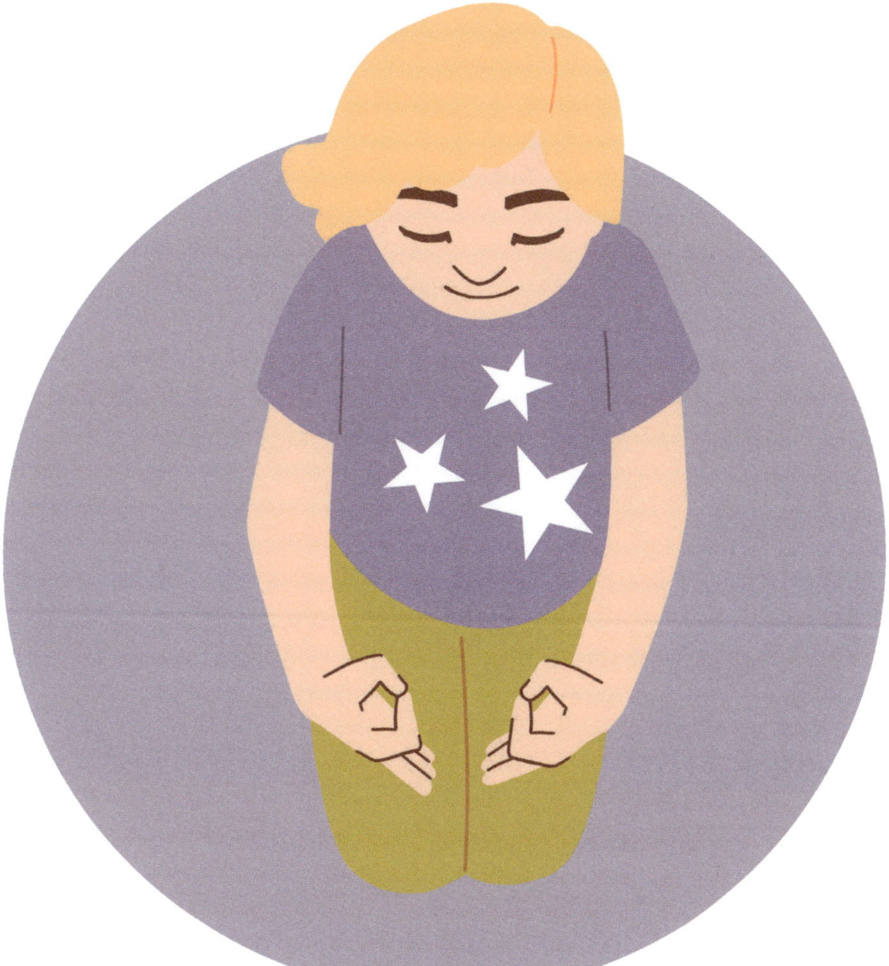

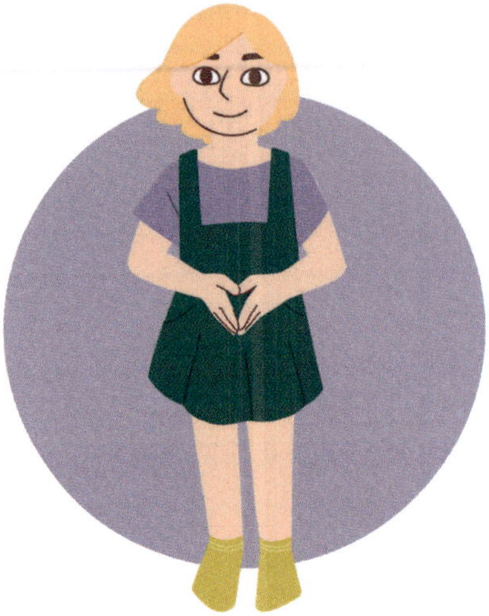

»Merkel-Mudra«

Auch für dich gibt es eine yogische Fingerübung – und eine geheime Info noch dazu. Denn: Die Übung, die wir jetzt praktizieren, kennst du vielleicht noch von Frau Merkel. Die ehemalige Bundeskanzlerin hat bei Reden sehr, sehr oft ihre Hände in einer Rautenform vor dem Nabel gehalten. Sie hatte sicherlich die besten PR-Berater, die ihr zu dieser Geste geraten haben. Aus gutem Grund: Denn sie gibt demjenigen, der die Geste ausführt, Kraft, Mut und Fokus. Beide Gehirnhälften kommen in eine Balance, der Atem vertieft sich – und das hilft ungemein, wenn man eine wichtige politische Rede im Bundestag hält. Oder eben auch, wenn man, wie du, vor der ganzen Klasse ein Referat halten muss. Jetzt weißt du also Bescheid, dass Frau Merkel sich eine Yogaübung ausgeliehen hat, das sogenannte Hakini-Mudra. Probiere es aus:

- Stelle dich aufrecht hin. Führe die Hände in Höhe des Nabels zusammen und lege die Fingerkuppen so aneinander, dass eine Raute entsteht. Außer den Daumen zeigen alle Finger spitz nach unten.
- Atme ein und aus. Dann übe deinen Text oder sprich laut vor dich hin. Spürst du, wie deine Stimme fester, deine Konzentration besser wird?

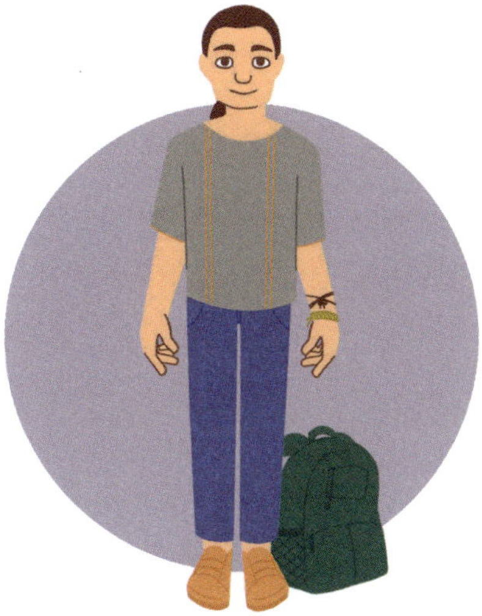

Berg

Vielleicht hast du gesehen, dass die Übung »Berg« schon im Elternteil vorkam. Ich habe sie jedoch extra für dich noch einmal ausgewählt, mit einem anderen Schwerpunkt. Denn du brauchst in der Schule viel gutes »Standing«, soll heißen: Es ist dir sicher wichtig, beliebt zu sein. Manchmal reicht jedoch schon ein blöder Spruch, ein Diss, ein Rempler – und du fällst in dich zusammen wie ein Kartenhaus. Wie singt Lukas Forchhammer, Sänger von Lukas Graham, in »7 Years«: »I only see my goals, I don't believe in failure. 'Cause I know the smallest voices, they can make it major.«[24]

Also: Lass nicht zu, dass andere darüber bestimmen, wie du dich fühlst! Gib niemandem diese Macht über dich. Du bist dein eigener Boss! Steh aufrecht wie Captain America und zeig dich in deiner ganzen Größe. Denn die Art der Körperhaltung hat stets Auswirkungen auf unsere Gefühle. Du wirst sehen, wie gut du dich fühlst, wenn du auf dem Schulhof – unsichtbar für alle – den »Berg« übst.

- Stelle dich aufrecht hin. Spüre, wie deine Füße ganz fest mit dem Boden verwurzelt sind. Deine Beine sind stark. Die Wirbelsäule zeigt wie ein Pfeil Richtung Himmel, deine Schultern und dein Kopf sind aufgerichtet. Und vielleicht kannst du dich noch etwas mehr strecken, sodass du sogar einen Zentimeter an Größe gewinnst.
- Trotz aller Kraft: Bleibe stabil, aber geschmeidig. Lass die Schultern nach unten sinken und atme ruhig ein und aus. Yeah!

Mit kleinen Stärkungsritualen gegen Ängste

Yes, Yes, Yes

Diese Übung habe ich bei der Coachin, Influencerin, Podcasterin und Autorin Laura Malina Seiler kennengelernt. Und ich kann bestätigen: Sie wirkt immens! Und simpel ist sie noch dazu: Stelle dir vor, du bist Profifußballer und freust dich über ein Tor. Was machen deine Arme? Sie wandern Richtung Decke, die Hände zu Fäusten geballt und mit einer schnellen Bewegung und einem lauten »Yes« ziehst du die Arme nun in einer Abwärtsbewegung zu dir heran. Das machst du nun schnell und für rund eine Minute. Stelle dir vor, wie du dir gute Gefühle praktisch »herunterlädst« – so wie ein Computerprogramm. Schau, was passiert: Deine Mundwinkel werden sich automatisch zum Lächeln nach oben ziehen. Nach einer Minute stoppst du die Bewegung und spürst diesem emotionalen Freudenkitzel nach.

Wohlfühl-ABC

Dieses Spiel ist toll für lange Autofahrten und macht der ganzen Familie Spaß. Es gehört zum Standardrepertoire, wenn wir gemeinsam irgendwo warten müssen. Und doch ist das Wohlfühl-ABC mehr als ein Spiel: Wenn die Sorgen und Zweifel überhandnehmen, wenn wir uns einer Situation hilflos ausgeliefert fühlen, hilft es ungemein, den Fokus auf Dinge zu richten, die wir positiv abgespeichert haben. Und solche, die uns wieder zu Selbstermächtigung verhelfen.

So geht's: Einer von euch beginnt mit dem Buchstaben »A«. Nun sagt derjenige seine Lieblingstätigkeit, die mit »A« anfängt, also zum Beispiel »ausschlafen«. Oder »angeln«. Dann dürfen die anderen Familienmitglieder ihre Wohlfühltätigkeiten mit »A« ergänzen. So lange, bis euch nichts mehr einfällt. Weiter geht's mit »B«, also vielleicht »bummeln« oder »basteln«. Reihum geht das ABC des Wohlfühlens, bis ihr bei »Z« angekommen seid. Ist das nicht unglaublich, wie viele angenehme Tätigkeiten ihr zusammengesammelt habt?

Emotional Freedom Technique

Nun zu einer Klopftechnik, die enorm wirksam ist. Bei EFT (Emotional Freedom Techniques, nach ihrem Erfinder Gary Craig) geht es darum, bestimmte Körperpunkte zu klopfen und dadurch die Energiebahnen wieder frei fließen zu lassen. Das Klopfen führt also dazu, dass sich Spannungen und Ängste lösen können und negative Gefühle mit der Zeit verblassen. Wie es geht? Mit den Kuppen von Zeigefinger und Mittelfinger werden folgende Punkte nacheinander sanft geklopft: die Handaußenkante, der Scheitel, oberhalb der Augenbrauen, die Schläfen, unterhalb der Augen, unterhalb der Nase, die Vertiefung am Kinn. Weiter geht's, und zwar auf den Schlüsselbeinen und schließlich rund zehn Zentimeter unterhalb der Achseln an beiden Flanken.

Es gibt verschiedene Möglichkeiten, zu klopfen. Schau hierzu bei YouTube unter dem Begriff »EFT Klopftechnik«[25] und erkunde, was dir am meisten zusagt. Die einfachste Methode ist es, sich eines negativen Gefühls oder Glaubenssatzes bewusst zu werden und diesen zu einem positiven zu verwandeln. Also könnte aus »Ich bin immer so gestresst« ein »Ich nehme mir ausreichend Zeit für mich« werden. Den positiven Spruch sprichst du nun laut und klopfst dabei nacheinander die Punkte. Wenn du nun während des Klopfens und Sprechens deiner Affirmation eine reale Situation vor Augen hast, in der du tatsächlich ruhig und liebevoll mit dir umgehst, ist die Wirkung umso größer.

Die gängigste Form von EFT ist es jedoch, drei Runden zu klopfen. In der ersten machst du dir deine spezielle Sorge, deine größte Angst, erst einmal bewusst. Die zweite Runde steht unter dem Motto »radikale Akzeptanz«: Es ist so, wie es ist. In der dritten Runde ersetzt du deine individuelle Angst mit Vertrauen und Liebe zu dir. Das Klopfen verstärkt körperlich den Prozess dieser Transformation. EFT darf regelmäßig geübt werden – und wie immer gilt: Bei tief sitzenden Ängsten und Traumata hole dir immer Hilfe von einem Fachmann.

Freudenbeutel

In der Verhaltenstherapie heißt diese Tasche »Notfalltasche«, aber ich finde den Begriff »Freudenbeutel« wesentlich gütiger und undramatischer.

Darum geht's: Packe dir eine kleine Kosmetiktasche voller Dinge, die dich erfreuen. Und die dich, falls es dir mal schlecht geht – wenn du sehr gestresst bist, Angst hast und nicht aus dem Gedankenkreisel herausfindest –, auf andere, positivere Gedanken bringen können. Besonders geeignet sind schöne Dinge, die deine Sinne ansprechen. Also gehört vielleicht in deine Tasche euer großartigstes Familienfoto oder ein paar Babyfotos deiner Kinder (Sehen), ein Kopfhörer zum Musikhören (Hören), ein leckeres Bonbon (Schmecken), ein besonders hübscher Stein (Fühlen) oder auch – Achtung, Superpower – eine Miniausgabe deines Lieblingsparfüms oder ätherischen Öls (Riechen).

Packe den Freudenbeutel liebevoll zusammen und verstaue ihn in deiner Handtasche. So hast du ihn immer griffbereit. Und bei der nächsten stressigen oder sorgenvollen Situation zauberst du ihn hervor und katapultierst dich so selbst aus der negativen Gedankenspirale heraus.

»Ich liebe dich«

Dieses Ritual ist für mich persönlich das heilsamste, das ich kenne. Zugleich ist es simpel und du kannst es überall praktizieren. Häufig am Tag erleben wir uns in stressigen Situationen und neigen dann dazu, unsere vermeintlichen »Schwächen« abzutun. Dein Chef zeigt sich rücksichtslos und knallt dir noch mehr Arbeit auf den Schreibtisch. Achte mal darauf, wie du in stressigen Momenten innerlich mit dir sprichst: Sagst du dir vielleicht Sätze wie »Ach, stell dich doch nicht so an« oder »Ich muss mich nur anstrengen, andere schaffen das auch«?

Kommen dir diese Sätze bekannt vor? Schleppst du sie schon lange mit dir herum? Gibt es jemanden, der irgendwann einmal damit angefangen hat, so mit dir zu sprechen?

Wo auch immer die negativen Sätze ihren Ursprung haben: Was du da tust, ist oft eine Relativierung deiner Emotionen. Wir negieren das, was wir fühlen, nehmen es nicht richtig ernst. Das ist häufig auch erkennbar an einer sprachlichen Dissoziation: Überprüfe mal, ob du öfter »man« sagst, wenn du »ich« meinst. Also zum Beispiel »Man neigt ja oft dazu ...« anstelle von »Ich neige ja oft dazu ...«. Was wir da machen, ist, unsere Empfindungen zu relativieren und häufig auch abzuwerten. Das ist doch traurig, oder? Dabei wette ich drauf, dass, wenn deine beste Freundin die gleichen Gefühle hätte, du sie eher trösten würdest, als ihr barsch entgegenzuschleudern: »Mensch, jetzt reiß dich aber mal zusammen!« Hab ich recht?

Warum gehen wir selbst so hart und grob mit uns ins Gericht? Wenn du also beim nächsten Mal wieder dabei bist, dich und deine Gefühle in einer herausfordernden Situation abzuwerten, probiere einmal stattdessen Folgendes und sag deinem*deiner inneren Kritiker*in bitte schöne Grüße von mir – an dieser Stelle hat er*sie einfach mal Pause.

Nimm dich einmal selbst in den Arm. Ganz fest. Und dann sage dir: »Ich liebe dich.« Das mag zu Beginn etwas »cringe« (Jugendsprache für: merkwürdig) sein. Aber das soll uns nicht stören, mach einfach weiter. Wiederhole »Ich liebe dich« und lass die Worte in dich einsinken. Vielleicht magst du einmal deine Wange liebevoll streicheln, so als würdest du ein Kind trösten, und dir diesmal selbst Trost spenden: »Süße, es ist aber auch gerade wirklich viel.« Berühre zärtlich und absichtslos deine Gesichtshaut, während du dir liebevolle Sätze sagst. Vielleicht magst du zum Schluss ein aufmunterndes »Ich hab dich lieb« oder »Ich bin bei dir« an dich richten. Schau, wie es sich für dich anfühlt, wenn du dir mit Selbstliebe und Güte begegnest. Und denk dran: Alle Gefühle, die kommen, sind willkommen.

Schau nach innen – langsamer kommunizieren

Brüllst du auch ab und zu deine Familie an? Das ist keine Fangfrage! I feel you! Das gemeinsame Alltagsleben ist aber auch manchmal zum Ausrasten. Geht es ums Zimmeraufräumen, um den ewigen Kampf des Zubettgehens oder die Haare im Waschbecken: Manchmal ist einfach alles zu viel, wir haben schon so oft gebetsmühlenartig dasselbe gesagt, immer und immer wieder. Da bleibt nur Ausflippen. Losschreien. Oder etwa nicht? Ein Patentrezept, um die ewig gleichen Streitigkeiten optimaler zu umschiffen, habe ich leider auch nicht. Ich weiß aber aus eigener Erfahrung ziemlich sicher, dass Brüllen eher nicht so gut hilft. Ganz im Gegenteil, es ermutigt dein Gegenüber, ebenfalls herumzubrüllen. Oder ganz, ganz still und klein zu werden. Beides sind keine schönen Vorstellungen. Und das eigentliche Problem haben wir damit auch nicht gelöst.

Wie wäre es, wenn du dich vor dem nächsten Ausraster einmal genau beobachtest? Einfach mal kurz bis zehn zählst und dich dann selbst fragst:

»Was brauche ich eigentlich, jetzt gerade, in diesem Moment?«

Vielleicht eine Selbstumarmung (siehe »Ich liebe dich«, Seite 76)? Eine Unterstützung, ein Hilfsangebot vom anderen?

Das Thema Kommunikation ist ein wesentlicher Knackpunkt in vielen Familien. Und daher dürfen wir uns immer wieder anschauen. Wie sprechen wir miteinander?

Das führt uns unweigerlich zu der Frage danach, wie mit uns gesprochen wurde, als wir ein Kind waren.

Haben dich deine Eltern früher angebrüllt? (Ich hoffe nicht!)

Haben sich deine Eltern früher bei dir entschuldigt, wenn sie unfair zu dir waren? (Ich hoffe es!)

Kannst du dich bei deinen Kids entschuldigen? (Ich hoffe es!)

Vielleicht kannst du einmal ausprobieren, vor dem nächsten Ausflippen langsamer zu kommunizieren. Will heißen: zwischen Reiz und Reaktion eine kleine Pause zu legen. Ideen für eine solche Pause könnten sein: bis zehn zählen, ein Fenster öffnen und ein- und ausatmen, Schokolade naschen – was auch immer dir in den Sinn kommt. Alles, bloß nicht ausrasten. Und dann schau mal, was du wirklich sagen möchtest, was du dir wirklich wünschst und was du brauchst. Es geht darum, diese schnell hingeschleuderten und eher vorwurfsvollen Sätze, die mit »Du hast …« beginnen, zu vermeiden. Ruhiger formulierte Ich-Botschaften wie »Ich wünsche mir …« nehmen den Druck heraus, den Vorwürfe automatisch beim Gegenüber erzeugen. Und du nimmst dir selbst ebenfalls den Druck, immer sofort raketenmäßig eine Antwort herauszuschießen. Oder brüllen zu müssen (denn Hand aufs Herz: Das ist wirklich unschön, zumal es uns danach auch nicht besser geht).

Langsamer kommunizieren hieße auch, richtig zuzuhören, ohne gleich immer auf alles eine Antwort zu haben. Wie wäre es, wenn du deinem Kind, deinem*r Partner*in einmal zuhörst, so richtig zuhörst? Zuhören, ohne schon im Kopf deine Antwort zu formen?

Das wäre also langsame Kommunikation. Und einen Versuch wäre es wert, oder? Wenn du sanfter und ruhiger kommunizierst, hat das langfristig auch Auswirkungen auf die Sprache deiner kleinen und großen Mitbewohner*innen. Und womöglich lockt als »Belohnung« ein Miteinander mit weniger Brüllen, dafür umso mehr Verständnis.

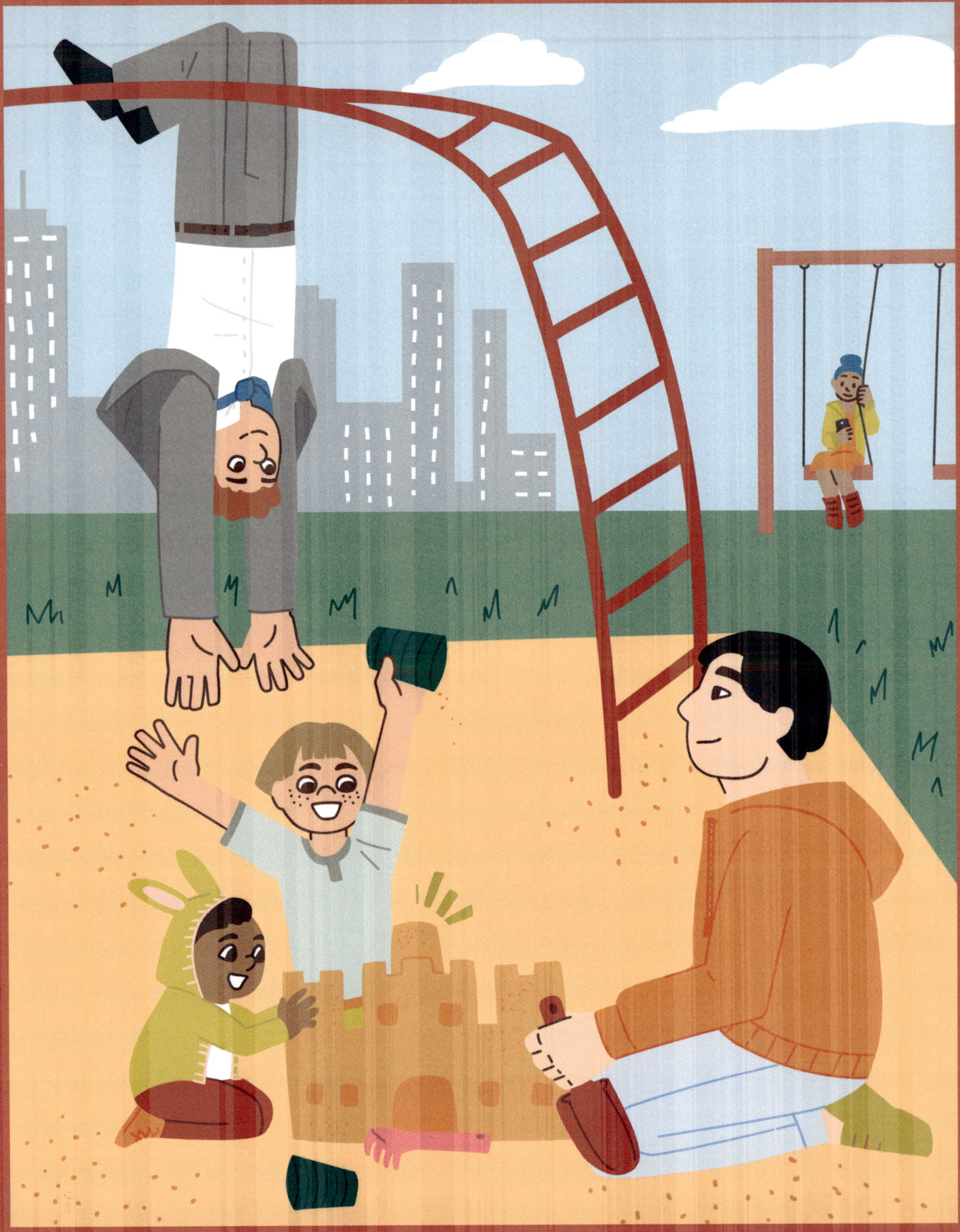

4

Hilfe, ich stecke *im Mittagstief!*

Ausgepowert – und es ist erst 13 Uhr

Wir alle kennen das Gefühl, das sich nach dem Mittagessen in uns breitmacht. Du bist mit den Kollegen schnell in die Pizzeria gegenüber eingekehrt, hast in Windeseile eine Pizza oder Nudeln in Sahnesauce gefuttert. Und spätestens zurück am Schreibtisch möchte der Kopf einfach nur auf die Tischplatte plumpsen. Hallo, bleierne Müdigkeit!

Was kannst du tun, wenn dein Körper sozusagen »knietief im Mittagstief« steckt? Erst einmal ist es hilfreich, zu verstehen, was sich da gerade in deinem Körper abspielt. Denn jetzt Verzweiflung oder gar Panik aufkommen zu lassen – »Oh nein, es gibt noch so viel zu erledigen!« oder »Wie soll ich bis heute Abend nur durchhalten?« –, bringt dich nicht weiter.

Was hier gerade passiert, nennen die Mediziner »postprandiale Somnolenz«. Und die erklärt sich einerseits durch unsere innere Uhr. Unsere innere Uhr folgt einem 24-Stunden-Rhythmus, aber natürlich ist unsere Energie nicht den ganzen Tag über immer gleich. Und daher schlittern wir um die Mittagszeit in ein Leistungstief – und das sowohl psychisch als auch auf körperlicher Ebene. Dieses Tief erscheint umso größer, je üppiger wir zu Mittag gespeist haben. Daher kommt übrigens auch der Name »Schnitzelkoma«. Nach dem Essen ist der Körper mit der Verdauung beschäftigt, das heißt, im Magen-Darm-Bereich wird plötzlich vermehrt Blut benötigt. Das Blut fehlt dann vorübergehend – und zwar im Gehirn, aber auch in den Muskeln. Zusätzlich nimmt die Sauerstoffzufuhr ab.

Die gute Nachricht kommt jetzt: Es gibt hilfreiche Tipps, um gar nicht erst vom Mittagstief verschlungen zu werden. Zum Beispiel kannst du darauf achten, deinen Körper am Mittag eben nicht mit einer schweren Mahlzeit zusätzlich zu belasten, sondern eher Leichtverdauliches wie Gemüse oder Obst zu dir zu nehmen. Helfen auch Kaffee oder ein kurzer Mittagsschlaf? Die Antwort lautet: ja, und zwar in Kombination! Hier ein super Trick, den ich erstmals durch den deutschen Biohacker-Vorreiter Max Gotzler kennengelernt habe. Erst Kaffee, dann Napping.[26] Wenn du einen Kaffee trinkst, dauert es einige Zeit, bis er seine belebende Wirkung entfaltet. Legst du dich direkt nach dem Genuss einer Tasse Kaffee für 20 Minuten hin (nicht länger!), hast du nicht nur deinem Körper eine notwendige Pause gegönnt, sondern du wirst außerdem beim Aufwachen mit einem kleinen Energiekick durch das Koffein belohnt.

Auch mit Bewegung und Yoga bietest du der fiesen Mittagsschwere sanft die Stirn. Und hier kommen deine Mitochondrien ins Spiel. Denn durch Bewegung bringst du deine Mitochondrien, die kleinsten Kraftwerke in unserem Körper, in Aktion. In diesen Zellorganellen wird ATP (Adenosintriphosphat) gebildet, das unsere Zellen mit Energie beliefert. Jede Zelle besitzt bis zu 2000, unser Herzmuskel sogar bis zu 6000 Mitochondrien. Wissenschaftlich gesehen sind die Mitochondrien daher sehr interessant, steht doch eine Erhöhung der Mitochondrienleistung in Zusammenhang mit vermehrtem Energie-Output, was zum Beispiel auch gerade für Leistungssportler wichtig ist. Andererseits ist man mittlerweile sicher, dass Altern und chronische Krankheiten mit Dysfunktionen der Mitochondrien erklärt werden können.[27] Und womöglich spielen sie bei der Suche nach dem Hinauszögern des Alterns eine entscheidende Rolle.[28]

Um deine Mitochondrien zu aktivieren, kannst du selbst einiges tun. Zum Beispiel könntest du darauf achten, deinen Körper mit viel Sauerstoff zu versorgen.

Tipp: Vielleicht verlegt ihr die folgenden Übungen nach draußen – dann sind sie doppelt so wirksam!

Yogaübungen statt Schnitzelkoma: Lass deine Mitochondrien tanzen!

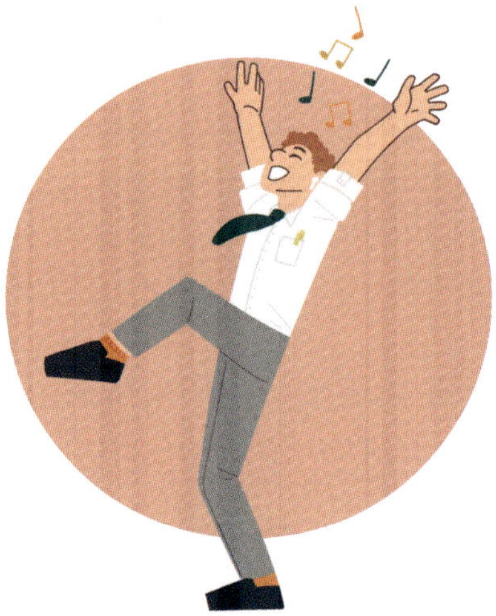

ELTERN

Tanzen

Ich propagiere es nun schon seit Jahren und werde nicht müde darin. Tanzen ist für mich eins der wirksamsten Mittel, gleich mehrere positive Effekte zu erhalten: Sich zur Lieblingsmusik zu bewegen, macht gute Laune, hilft gegen Müdigkeit und (Mittags-)Tiefs aller Art, löst Verspannungen nach langem Sitzen und unterstützt uns bei kreativen Prozessen. Ein paar Runden auf dem »Dancefloor« bringen deine Mitochondrien in Wallung und sorgen dafür, dass du vom Kopf in den Körper zurückfindest. Also superwirkungsvoll nach einem stressigen Vormittag.

- Drehe deine Lieblingsmusik laut auf und tanze. Ich meine damit nicht, mit dem rechten Fuß nahe am Fußboden entlangzuschlurfen. Sondern richtig zu tanzen! Komme so richtig in den Körper und gib für die Dauer von ein oder zwei Songs einfach alles. Tanze so, wie dein innerer Teenager tanzen würde, wenn er unbeobachtet wäre. Du darfst dabei außer Atem kommen!
- Wenn du gerade keinen Song zur Hand hast, schau doch mal auf meiner »Familie Ommm«-Playlist vorbei. Dort findest du eine riesige Auswahl an Songs durch viele Musikrichtungen.

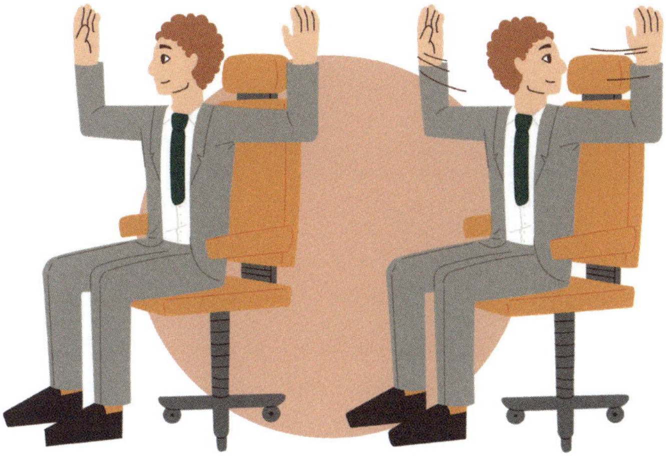

Turn, turn

Diese Übung kannst du prima am Schreibtisch absolvieren. Schiebe dazu den Stuhl ein gutes Stück vom Tisch weg. Die Übung mobilisiert deine Brustwirbelsäule, versorgt dich mit Sauerstoff und tut gut, wenn du längere Zeit in einer Position verweilt hast.

- Setze dich aufrecht hin, rücke an die vordere Kante deines Bürostuhls und erde deine Füße, sodass du eine gute Stabilität hast. Fixiere dein Becken.
- Hebe nun die Arme seitlich in Kaktushaltung an, das heißt: Hebe die Arme auf Schulterhöhe an. Die Unterarme und Hände zeigen im rechten Winkel nach oben.
- Drehe nun Oberkörper, Arme und Kopf zügig nach links und atme durch die Nase ein. Richte den Blick dabei über die linke Schulter.
- Drehe anschließend schnell nach rechts und atme durch die Nase aus. Richte den Blick jetzt über die rechte Schulter.
- Wiederhole die Drehung zu beiden Seiten für 1 bis 2 Minuten. Führe die Drehung mitsamt der Atmung so schnell aus, wie es dir angenehm erscheint. Die Atmung sollte zu hören sein. Wenn du mit der Übung noch nicht so vertraut bist, magst du die Drehung in Kombination mit der Atmung vielleicht etwas langsamer angehen lassen. Das gilt auch dann, wenn du merkst, dass dir etwas schwindelig wird. Das vergeht mit vermehrter Praxis.
- Wenn du mit der Übung vertraut bist, kannst du deine Augen schließen.
- Komme anschließend zur Mitte zurück, lege die Hände auf deine Oberschenkel und spüre nach, was sich in deinem Körper verändert hat.

Standwaage

Wenn du bei den bisherigen Übungen immer nur »Pillepalle« gedacht hast und in deiner Mittagspause noch über gute Kraftreserven verfügst, dann versuche doch mal diese Übung. Die Standwaage – auch Krieger 3 genannt – ist ein wahrer Kraft- und Balanceakt. Dafür stärkst du aber mit ihr so ziemlich jeden Muskel, von den Füßen bis in die Fingerspitzen. Besonders die Bauchmitte muss bei der Standwaage fest sein. Weil die Standwaage aber auch die Brust- und Schultermuskulatur dehnt, ist sie eben eine ideale Alternative für alle, die einen Ausgleich zum ständigen Sitzen suchen.

- Komme in die Haltung »Der Berg« (Seite 68).
- Nun steige einen Schritt mit dem linken Bein zurück und komme in einen hohen Ausfallschritt. Setze nur Ballen und Zehen des linken, hinteren Fußes ab, lasse die Ferse angehoben. Beuge das vordere Knie um 90 Grad. Richte die Hüften nach vorn aus.
- Hebe einatmend deine Arme, bis sie rechts und links neben deinem Kopf sind. Öffne den gesamten Brustraum. Lasse die Schultern sinken.
- Spanne den gesamten Körper an und löse dann den hinteren, linken Fuß ganz leicht vom Boden. Suche dir mit den Augen einen Fokuspunkt vor dir auf dem Boden.
- Verlagere das Gewicht nun auf das rechte Bein und strecke es so gut wie möglich. Gleichzeitig senke den Oberkörper in eine Vorbeuge, während das hintere, lang gestreckte Bein vom Boden weg nach oben Richtung Decke zieht. Halte die Hüften auf einer Linie, drehe nicht nach links auf.
- Nun sind die nach vorn gestreckten Arme, der Oberkörper und das hintere Bein parallel zum Boden und in einer Linie ausgerichtet. Dein Körper bildet eine T-Form.
- Bleibe für einige Atemzüge ruhig und mit dem Blick auf deinem Fokuspunkt in dieser Haltung. Dann löse sie so langsam wie möglich auf und komme wieder in die Berghaltung. Schüttele deinen Körper gut aus. Wiederhole die Übung anschließend mit der anderen Seite.

Tipp: Flexe den hinten angehobenen linken Fuß, so als würdest du ihn gegen eine Wand stemmen. Das hilft, die Körperspannung zu halten.

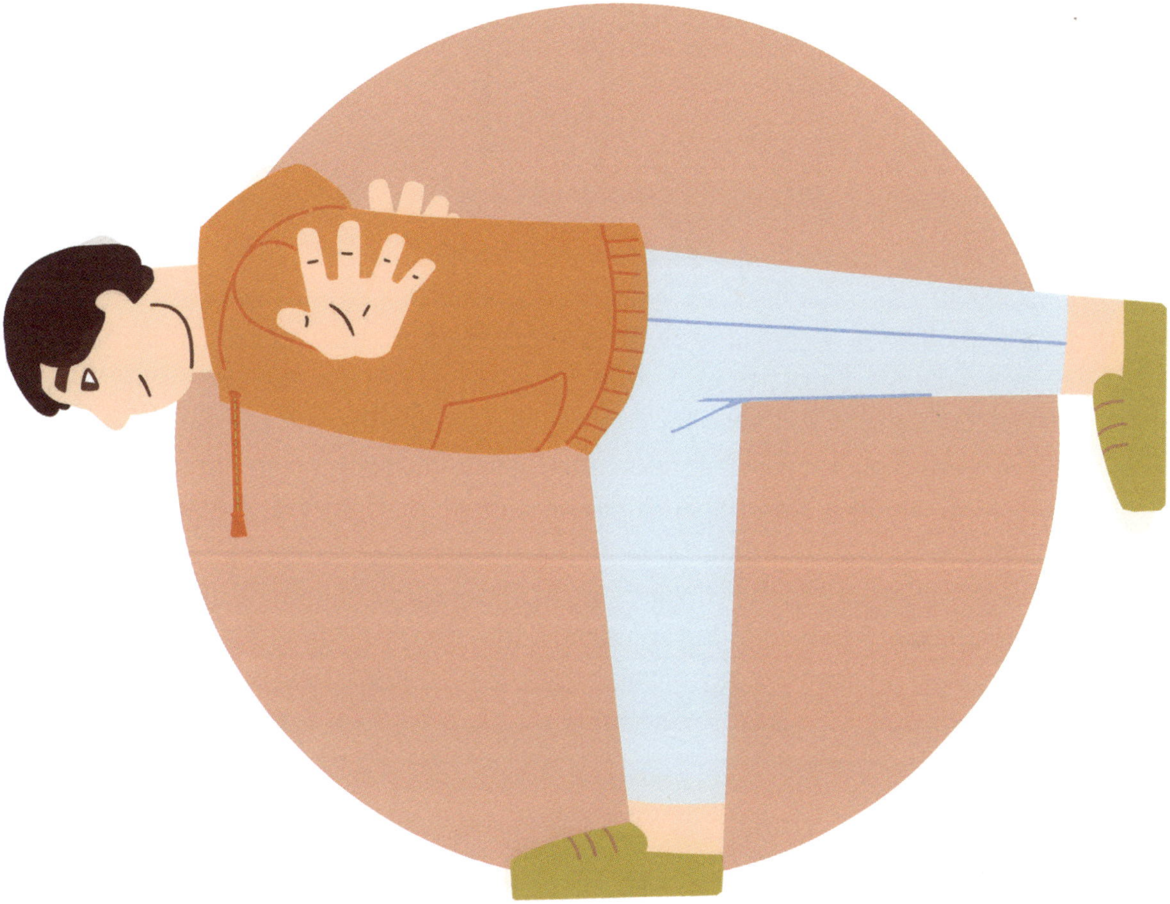

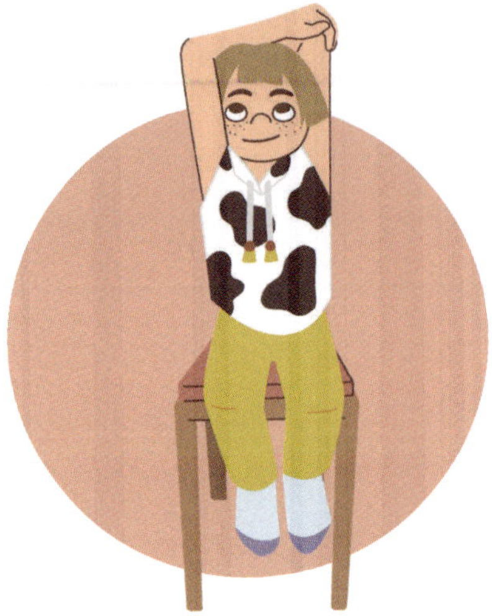

KINDER

Halber Kuhkopf

Immer dieses Sitzen, immer dieses Nach-vorn-Beugen in der Schule! Das macht auf Dauer ganz schön schlapp, wenn wir immer in einer starren Position verharren. Wir wollen uns bewegen – und zwar in alle Richtungen. Die folgende Übung weitet deine Brustpartie sehr schön und lässt auch deine Arme und Schultern einmal eine Bewegung machen, die dem krampfigen Sitzen in der Schule ordentlich Paroli bietet. Bonus: Durch die Dehnung kannst du danach womöglich besser in die Brust atmen. Das wiederum macht dich gleich viel wacher! Du kannst den halben Kuhkopf übrigens in der Schule im Sitzen zwischendurch machen oder aber zu Hause auf dem Boden. Falls du dich fragst, was diese Übung mit einer Kuh zu tun hat: In Indien sind Kühe heilige Tiere. Und wenn du die Haltung einnimmst, siehst du doch irgendwie ein wenig aus wie eine heilige Kuh, oder?

- Setze dich auf einen Stuhl oder auf den Boden. Strecke den linken Arm an deinem Kopf entlang nach oben.
- Dann beuge den Ellbogen und lasse den Unterarm auf den Rücken gleiten, sodass deine Hand jetzt zwischen den Schulterblättern liegt und deine Finger nach unten zeigen.
- Nun umgreife mit der rechten Hand deinen linken Ellenbogen und ziehe den linken Oberarm sanft nach rechts. Spüre die Dehnung in der linken Körperseite und achte darauf, dass du ganz gerade sitzen bleibst und nicht nach vorn ausweichst.

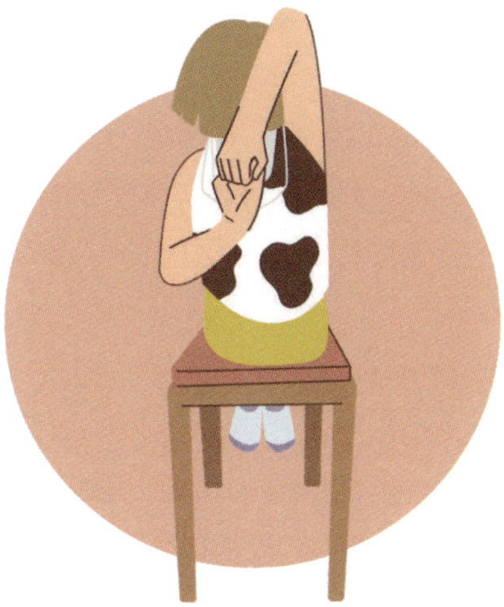

- Atme für einige Male lang ein und aus, dann löse die Haltung auf und schüttele deine Arme kurz aus. Wiederhole die Übung zur anderen Seite.
- Wenn du fortgeschrittener bist, probiere mal Folgendes: Nimm den rechten Arm so wie zuvor erst nach oben, dann führe deine Hand zwischen die Schulterblätter. Nun versuche, mit der linken Hand von unten hinter deinem Rücken deine rechte Hand zu greifen.
- Klappt das? Falls nicht, ist das nicht schlimm. Hilf dir, indem du eine Socke nimmst und diese stattdessen mit deinen beiden Händen greifst. Wichtig ist auch hier, dass du aufrecht sitzt: Nimm lieber die Socke zu Hilfe, statt nach vorn zu kippen.
- Löse die Haltung nach ein paar tiefen Atemzügen auf und schüttele unbedingt die Arme aus. Ziehe die Schultern hoch zu den Ohren und lasse sie entspannt nach unten sinken, bevor du auf die andere Seite wechselst. Achtung: Es gibt immer eine Schokoladen- und eine Senfseite – also eine Körperseite, auf der Übungen einfacher klappen, und eine, wo es öfter ziept. Welche ist deine Schokoladenseite?

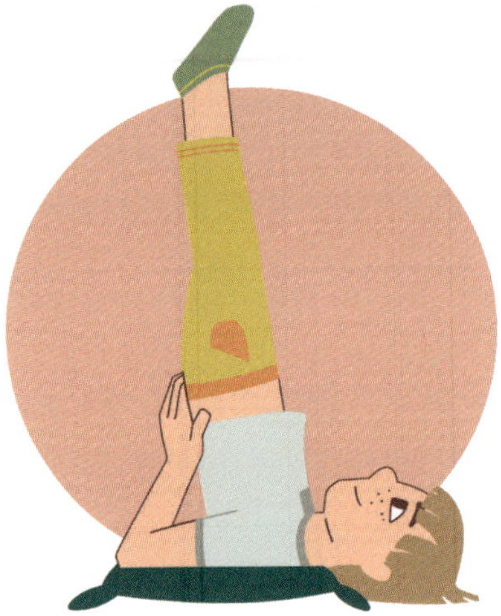

Schulterstand

Diese Übung kennst du vielleicht unter dem Namen »Kerze«. Auch wenn du deine Beine, das Becken und den Po öfter mal eben in diese Umkehrhaltung wuppst – mach es doch diesmal ein wenig achtsamer. Und spüre einmal während und nach der Übung, wie du dich fühlst. Immer wenn wir auf dem Kopf stehen, hat das nämlich eine erfrischende und kräftigende Wirkung. Diese Übung ist intensiv für den Nacken. Wenn du Nackenprobleme hast, mache die Übung besser nicht. Schau in der Haltung keinesfalls zur Seite, sondern richte deinen Blick nur zu den Füßen.

- Starte in Rückenlage. Hebe mit dem Einatmen deine Beine, dein Becken und den Po an und stütze direkt deinen unteren Rücken mit den Händen ab. Das ist wichtig.
- Nun schiebe Beine, Po und Becken weiter Richtung Zimmerdecke, so gut es geht. Deine Hände können dabei weiter in Richtung der Schulterblätter wandern.
- Nun bildet dein nach oben gestreckter Körper eine Linie, während dein Brustkorb ganz nah am Kinn ist. In dieser Position schau bitte nur nach oben zu deinen Füßen, auf keinen Fall zur Seite. Kannst du dir vorstellen, dass an deinen Füßen jetzt eine Flamme entsteht und du eine echte Kerze bildest?
- Zum Auflösen der Haltung beuge die Beine in Richtung deines Kopfes und rolle ganz langsam, mit viel Bauchkraft und deinen Händen als Bremse wieder nach unten in die Rückenlage. Schau, was du jetzt machen möchtest, um kurz durchzuschnaufen. Vielleicht magst du deine Knie zu dir heranziehen und dem Rücken so eine kleine Massage gönnen?

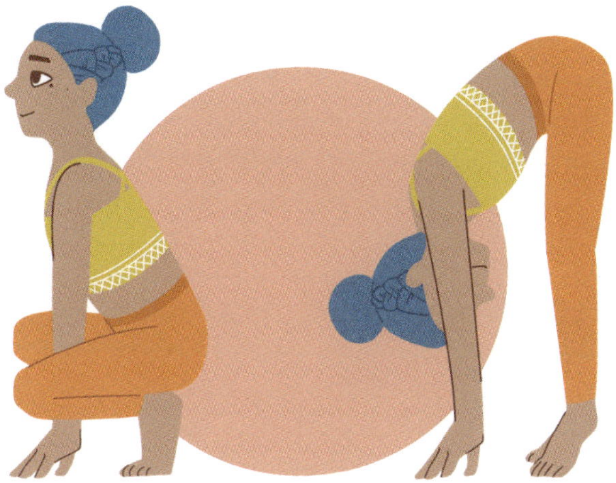

Dynamische Frösche

Dein Tag ist extrem lang und wahrscheinlich hast du auch am Mittag noch einige Schulstunden vor dir. Das heißt also: Extremsitzen. I feel you! Daher habe ich für dich zwei Übungen ausgesucht, die dich mit frischer Energie durchspülen, den gesamten Körper immens stärken und dich mit einem gigantisch guten Gefühl zurücklassen. Yeah!

- Komme in die Haltung »Frosch«. Beuge die Knie, hebe die Fersen so vom Boden ab, dass sie sich berühren. Lasse die Arme zwischen den Beinen nach unten hängen und setze die Hände oder Fingerspitzen auf dem Boden auf.
- Nun strecke einatmend kraftvoll die Beine, strecke die Hüfte in Richtung Zimmerdecke und komme in eine Vorbeuge. Lasse den Kopf locker nach unten hängen. Die Hände berühren immer noch den Boden und auch deine Fersen finden Kontakt zum Boden.
- Ausatmend beuge die Knie und hebe die Fersen erneut an – du kommst wieder in den Frosch.
- Mache diese Abfolge schnell hintereinander und in deinem Atemrhythmus. Klassischerweise üben die Yogis diese Übung 26, 54 oder gar 108 Mal. Schaffst du 26 Frösche? Danach wirst du mit einem kleinen Energiekick belohnt!

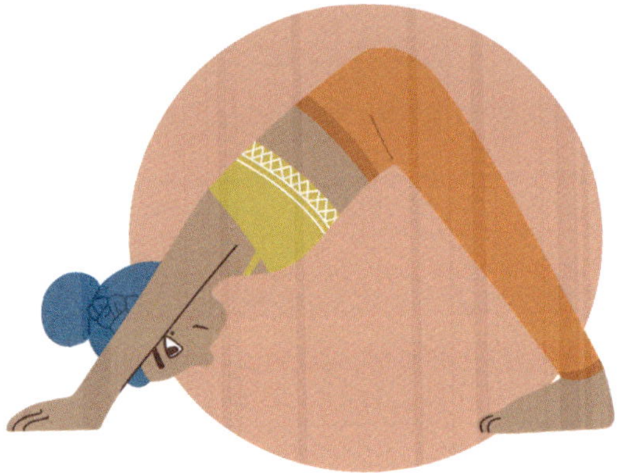

Rockstar-Pose

Die nächste Übung ist eine der Yogaübungen, die am allercoolsten aussieht. Und sie heißt auch in der Yogawelt »Rockstar-Pose« oder »Wild Thing«. Sie kräftigt dich von den Zehen bis in die Fingerspitzen, und das sowohl äußerlich als auch innerlich. Spüre bitte unbedingt deinen inneren Rockstar, wenn du in dieser Haltung verweilst, auch wenn es nur kurz ist. Wichtig: Wie jeder Star, der auf die Bühne geht, solltest du dich auch vor dieser Haltung unbedingt kurz aufwärmen und dehnen. Vielleicht magst du einige Runden Sonnengrüße vorher machen? (Seite 57)

Sei bitte freundlich mit dir, wenn dir diese, auch für Erwachsene herausfordernde, Übung nicht sofort gelingen mag. Anstatt dich über dich zu ärgern, schau lieber, wie du dich währenddessen und danach fühlst. Und bleibe einfach dran. Denn auch wenn es ein lahmer Mutti-Spruch ist: Es ist noch kein Rockstar vom Himmel gefallen!

- Starte in der Position des nach unten schauenden Hunds. Atme hier für einige Male lang ein und aus.
- Hebe das linke Bein und komme somit in den dreibeinigen Hund.
- Beuge das linke Knie und lasse den Unterschenkel Richtung Po wandern. Kreise einige Male mit dem Fußgelenk.
- Nun lasse den linken Fuß schwer werden und nach unten ziehen, während du mehr Gewicht in die rechte Hand gibst. Verlagere das Gewicht des linken Fußes auf dessen Außenkante.

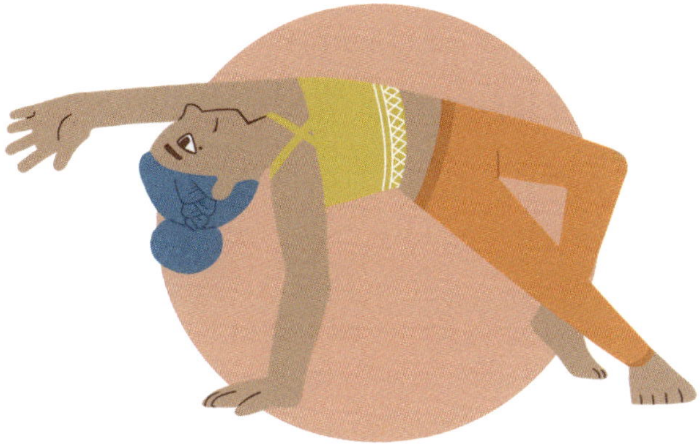

TEEN

- Schau unter deiner linken Achsel durch, während du nun langsam deine linke Hand vorsichtig vom Boden löst und dein linker Fuß kraftvoll geführt zum Boden zieht und außerhalb der Matte aufsetzt. Tipp: Du kannst auch erst einmal mit dem Gewicht spielen, indem du zuerst auf die Fingerspitzen deiner linken Hand kommst, bevor du sie schließlich ganz lösen kannst.
- Du hast nun also die Vorderseite deines Körpers, die im Hund noch dem Boden zugewandt war, praktisch umgestülpt, sodass diese jetzt mutig zur Decke hin geöffnet ist. Dein rechtes Bein ist, so gut es eben geht, gestreckt, dein linkes Bein gebeugt. Dein rechter Arm schiebt kraftvoll in den Boden, während dein linker Arm anmutig neben deinem Kopf schwebt. Genieße diese unglaubliche Herzöffnung – und womöglich kannst du nun ganz frei atmen!
- Wenn du zurückkommen willst, gib viel Kraft und etwas Schwung in deinen linken Fuß, stoße dich mit ihm vom Boden ab. Drehe den Körper zurück und komme wieder in den herabschauenden Hund.
- Löse die Haltung auf und spüre nach. Schüttele deine Handgelenke aus. Gib dir ruhig einige Minuten, ehe du noch einmal zurück in den Hund kommst und die rockige Siegerhaltung zur anderen Seite wiederholst.

Mindful Lunchbox: Kleine Rituale als Krafttankstellen

Raus in den Park

Wie wäre es, wenn du nach dem Mittagessen nicht direkt wieder auf deinem Schreibtischstuhl Platz nimmst? Sondern stattdessen eine kleine Runde im Park drehst? Auch ein flotter Gang um den nächsten Häuserblock reicht schon aus, um deinem Mittagstief eins auszuwischen. Denn durch die Bewegung an der frischen Luft bringst du nicht nur deinen Stoffwechsel auf Touren, sondern du tankst auch Tageslicht. Auch dein Verdauungssystem freut sich über diese kleine Unterstützung. Aber das Beste ist: Gerade wenn du deinen Spaziergang im Grünen stattfinden lässt, hat dies schon nach kurzer Zeit einen positiven Effekt auf deinen Cortisolspiegel. Im Klartext: Dein Stresslevel sinkt nachweislich![29] Nach einer Runde kommst du so mehrfach gestärkt und innerlich erholt an den Schreibtisch zurück.

Raus auf den Spielplatz

Wann warst du das letzte Mal auf einem Spielplatz? Und nein, ich meine nicht als Mutter, sondern als aktiver Nutzer des Klettergerüstes. Wann hast du zuletzt gehangelt wie ein Schimpanse, wann bist du durch einen engen Klettertunnel gekrochen? Dreimal Stirnrunzeln? Na, dann wird es höchste Zeit. Entere doch zur Mittagszeit einfach mal den nächsten Spielplatz und probiere Bewegungen, die du seit Jahren (oder sind es gar Jahrzehnte?) nicht mehr gemacht hast. Denn unser Körper kann so viel mehr als Sitzen, Sitzen, Sitzen. Allein unser Schultergelenk – der Breakdance-König unseres Körpers – hat wirklich coole Moves auf Lager. Leider kommt es nie so richtig zum Zug. Auf dem Spielplatz dagegen können nicht nur unsere Gelenke, sondern unser gesamtes Fasziengewebe zeigen, wozu wir sie haben. Use it or lose it! Das gilt für neuronale Strukturen ebenso wie für muskuläre und fasziale.[30] Zugegeben, ich kann nicht versprechen, dass du die Blicke auf dich ziehen wirst, wenn du dich mittags um 12:30 Uhr neben Vierjährigen an der Turnstange des Spielplatzes anstellst. Aber: Weg mit dem Age Shaming!

Augenyoga

Ist dir eigentlich schon einmal aufgefallen, dass uns der Weitblick für Dinge im Alltag immer mehr abgeht? Das meine ich nicht im metaphorischen Sinne, sondern ganz konkret. Wir richten tagsüber stundenlang den Blick auf die Bildschirme von Laptop oder Smartphone und abends glotzen wir in den Fernseher. Immer ist der Abstand zu unseren Augen recht kurz, immer ist das Licht blau. Zu viel blaues Licht tut unseren Augen jedoch nicht gut und kann sogar der Grund für Schlafstörungen sein.[31] Durch die nahen Bildschirme und die künstlichen Lichtquellen geraten unsere Augen unter Dauerstress. Erste Hilfe bieten Augenübungen, vor allem solche, die uns wieder in die Ferne blicken lassen. Also greife bitte in der Mittagspause nicht automatisch nach deinem Smartphone, sondern versuche einmal diese hier: Begib dich nach draußen, am besten in einen Park oder Wald. Positioniere deine linke Handfläche mit einem Abstand von rund 30 Zentimetern vor dein Gesicht. Dann schaue abwechselnd in deine Handfläche und in die Ferne. Halte den Blick für jeweils drei Sekunden lang. Wiederhole den Switch zwischen Nah- und Fernsicht rund 30-mal und werde dabei schneller. Diese Übung stärkt enorm deine Augenmuskeln.

Gehmeditation

Wenn du nun sowieso schon draußen bist, lass uns diese simple kleine Meditation machen. Denn um zu meditieren, musst du nicht unbedingt still sitzen. Richte beim Gehen dein Augenmerk auf das, was gerade in deinem Körper passiert: Du hebst dein linkes Bein, machst einen Schritt nach vorn und setzt den Fuß mit der Ferse zuerst ab. Dann hebst du dein rechtes Bein, und so weiter. Was machen deine Arme, welche Bewegung machen deine Knie? Achte für einige Minuten auf die komplexen Abläufe deines Körpers. Noch intensiver wird die Gehmeditation, wenn du sie barfuß praktizierst. Kindern kann man übrigens das achtsame Gehen näherbringen, indem man sie dazu ermutigt, auf unterschiedliche Weisen zu gehen: mal wie ein Bankräuber, mal wie ein Roboter, mal wie ein König.

Schon diese kurze achtsame Konzentration holt dich hoffentlich nicht nur aus dem Mittagstief, sondern auch aus dem Hamsterrad sich wiederholender Gedanken.

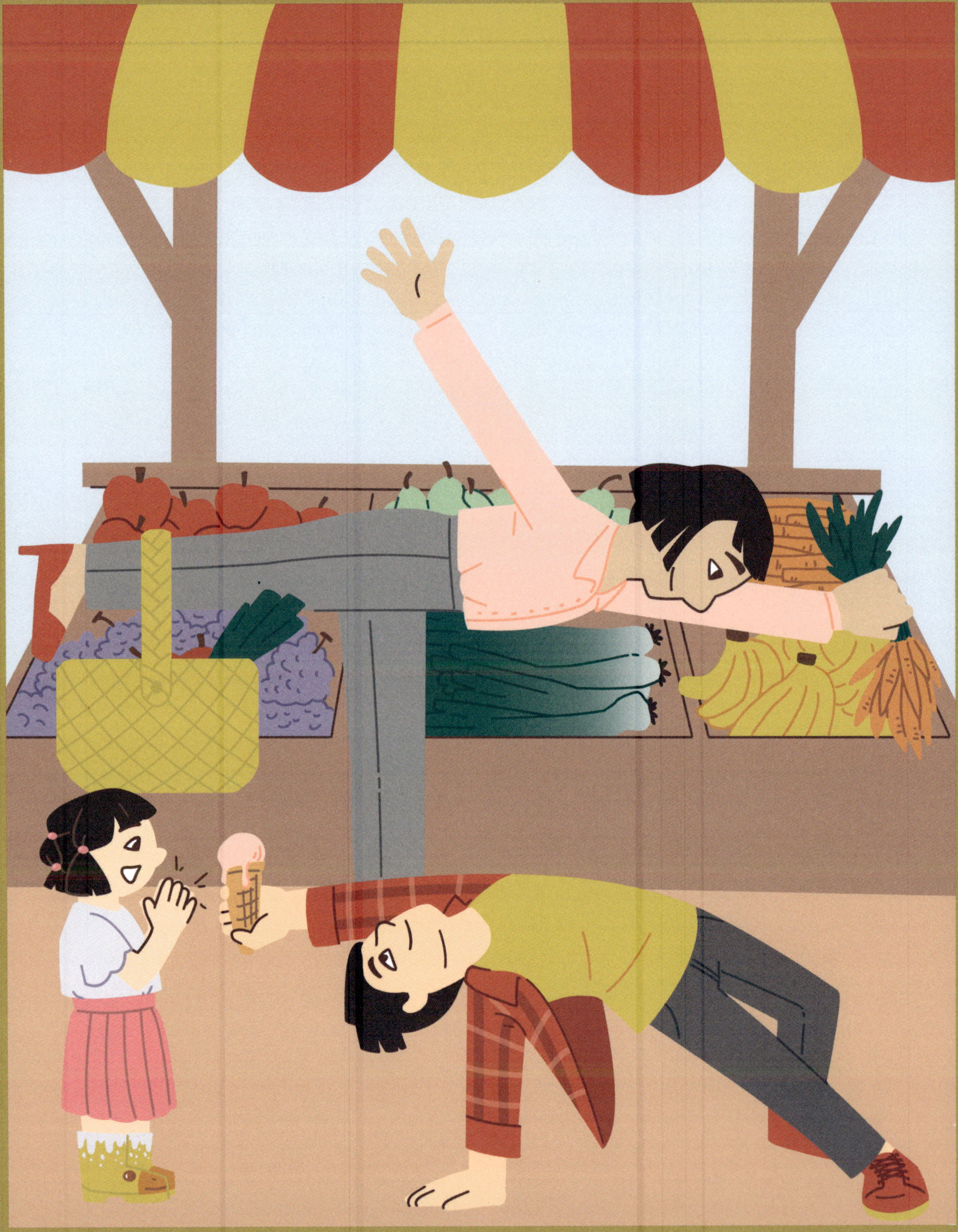

5

Koordinationshölle

Nachmittag

Der Nachmittag: Kurz-Sprint für deine Energie

Am Nachmittag verwandeln wir Eltern uns meist: Während wir am Morgen noch als Mutter oder Vater aus dem Haus gegangen sind, mutieren wir ab circa 16 Uhr zum Fahrdienst-Anbieter, zur Motivationstrainerin, zum Hausaufgabencoach und Lebensmittel-Bringdienst. Oftmals müssen unsere Kids auch nach der Schule in Lerninhalten und Referaten unterstützt werden – und nicht selten sind wir plötzlich unversehens auch noch Expert*innen für die Schmelzung der Polkappen oder Wissensbegleiter zu den Merkmalen von Barockmusik. Daher wird es gerade am Nachmittag ungemütlich: Wir fahren energetisch auf Reserve und unsere Kinder, nach viel Schulstoff und wenig Bewegung, ebenfalls. Wie soll dann noch das Hausaufgabenpensum bewältigt werden, ohne dass es zu familiären Kollateralschäden kommt?

Kein Wunder, dass die Nachmittagsstunden es mit ihren verschiedenen Anforderungen richtig in sich haben und noch einmal energetisch alles aus uns herausholen. Damit uns bis zum Abendessen nicht die Puste ausgeht, ist es hier hilfreich, den mentalen Druck herauszunehmen. Und das sowohl bei uns als auch bei den Kindern.

Die folgenden Yogaübungen mögen auf den ersten Blick schlicht und unspektakulär anmuten. Tatsächlich sind sie jetzt wahre Retter in der Not, denn sie verschaffen uns die nötige Durchhaltekraft bis zum Feierabend.

Entspannende Yogaübungen für den Nachmittag

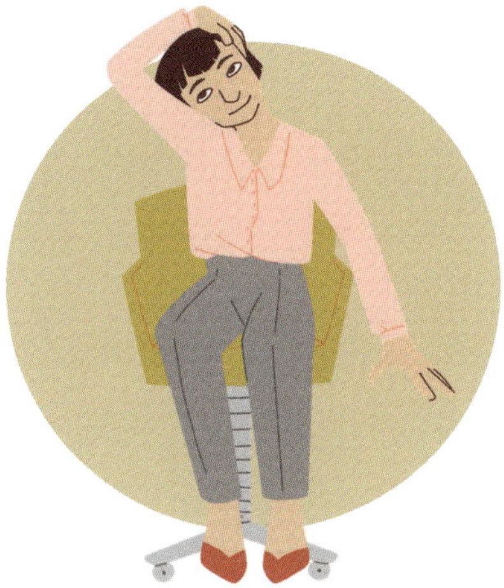

Seitliche Nackendehnung

Das viele Sitzen vor dem PC und der häufige Kopfstress schlagen sich bei vielen von uns in Nackenverspannungen nieder. Die folgende Übung hilft ungemein bei Nackenschmerzen nach einem stressigen Tag. Achtung: Weniger ist hier mehr.

- Setze dich aufrecht hin, die Beine hüftweit geöffnet.
- Umfasse mit der rechten Hand deinen Kopf, sodass sie am linken Ohr liegt.
- Spreize den linken Arm seitlich ein wenig vom Körper ab.
- Nun ziehe ganz sacht und vorsichtig deinen Kopf mit der rechten Hand ein wenig nach rechts, sodass der linke Nackenmuskel eine Dehnung erfährt.
- Die Finger der linken Hand ziehen ganz sanft nach unten Richtung Boden. Damit bilden sie nicht nur eine Art Gegengewicht, sondern intensivieren die Dehnung noch. Aber bitte sanft!
- Bleibe für einige Atemzüge in dieser seitlichen Dehnung. Dann löse auf, indem du den linken Arm zum Körper zurückführst und die rechte Hand ebenfalls vom Ohr löst. Lege die rechte Hand nun auf die rechte Wange und schiebe deinen Kopf mit sanftem Druck wieder in die aufrechte Position zurück.
- Spüre nach und wiederhole die Dehnung zur anderen Seite.

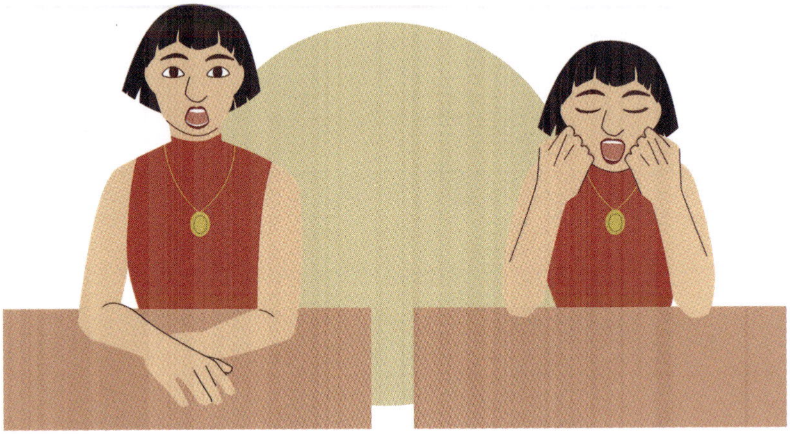

ELTERN

Kiefer lösen

Nachdem der Nacken ein wenig Entspannung erfahren hat, ist nun der Kiefer dran. Gehörst du auch zu den Menschen, die bei Stress die Kiefermuskeln anspannen? Knirschst du nachts mit den Zähnen? Wachst du am Morgen mit Nackenschmerzen auf? Wenn du, wie ich, hier dreimal mit »Ja« antworten musst, habe ich eine hilfreiche Übung für dich. Es gibt noch viele andere Möglichkeiten, um den sogenannten Masseter, wie der Kiefermuskel in der Fachsprache heißt, zu lockern. Vielleicht kannst du, wenn du mit chronischen Kieferverspannungen zu tun hast, diese oder eine ähnliche Übung auch in deine tägliche Morgenroutine einbauen.

- Sorge für eine entspannte Körperhaltung im Sitzen an einem Tisch. Stütze die Ellbogen auf dem Tisch auf. Bringe die Fingerknöchel beider Hände nun an deine seitlichen Wangenknochen in Höhe der Ohren.
- Löse Oberkiefer und Unterkiefer voneinander und öffne locker den Mund.
- Streiche nun mit sanftem Druck am Kieferknochen entlang in einer Abwärtsbewegung Richtung Hals. So erfährt der Masseter eine Massage. Wiederhole die Bewegung einige Male und achte darauf, dass du in dieser Übung den Kopf nicht nach vorn schiebst, sondern gerade hältst.

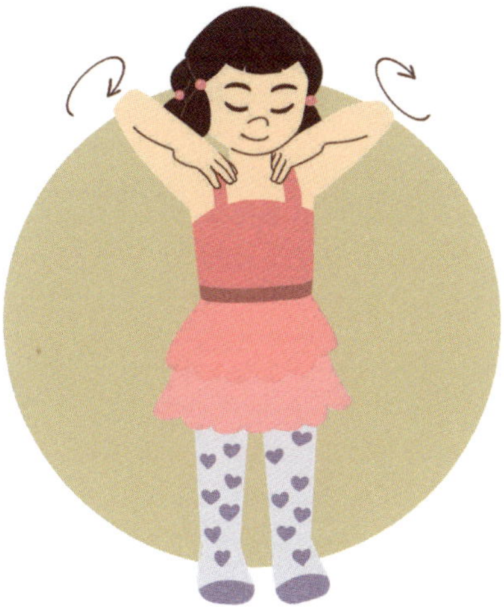

Schultern kreisen

Diese Übung ist angenehm für den gesamten Oberkörper und dabei lustig zugleich. Sie erinnert mich immer wieder an einen Schmetterling. Wenn du also übst, die Schultern kreisen zu lassen, schließe vielleicht einmal deine Augen und stelle dir vor, du bist ein Schmetterling und rotierst mit den Flügeln. Wie siehst du aus, wenn du ein Schmetterling bist? Womöglich gehen dir die Hausaufgaben danach leichter von der Hand.

- Stelle dich locker aufrecht hin.
- Hebe deine Arme und lege die Finger auf die Schultern. Jetzt sehen deine Arme aus wie Flügel.
- Kreise nun mit deinen »Flügeln« aus dem Schultergelenk für einige Runden nach vorn. Dann wechsle die Richtung und kreise nach hinten. Du kannst gern deine Augen schließen und dir vorstellen, du wärst selbst ein Schmetterling.
- Lasse die Arme wieder sinken und spüre nach.

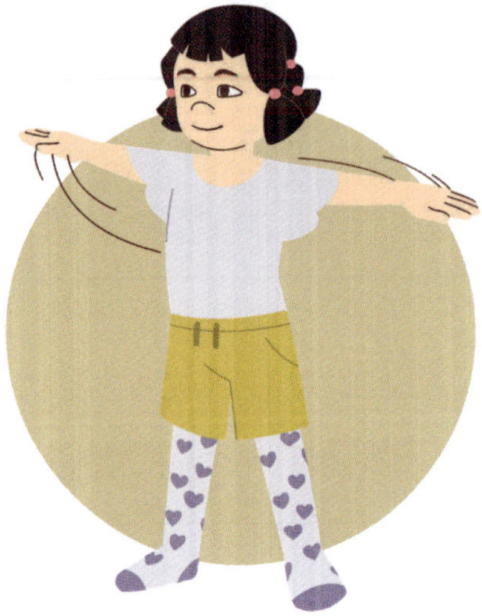

KINDER

Hubschrauber

Das ist eine tolle Übung, die in jedem Alter Spaß macht und dabei die Wirbelsäule sowie den gesamten Oberkörper auflockert. Es kann sein, dass du danach einfach gute Laune hast.

- Stelle dich locker aufrecht hin.
- Hebe deine Arme ein Stück an, so als wären sie Rotorblätter von einem Hubschrauber.
- Dann beginne, den Oberkörper schnell zu drehen – erst nach rechts, dann nach links. Der Kopf und dein Blick bewegen sich jeweils mit. Deine Arme fliegen dabei um deinen Körper.
- Wenn du genug rotiert hast, lass die Bewegung langsamer werden und komme wieder in die Mitte zurück. Spüre nach.

Tipp: Du kannst die Übung auch gern mit Erwachsenen zusammen machen – sie haben oft vergessen, wie gut sie tut!

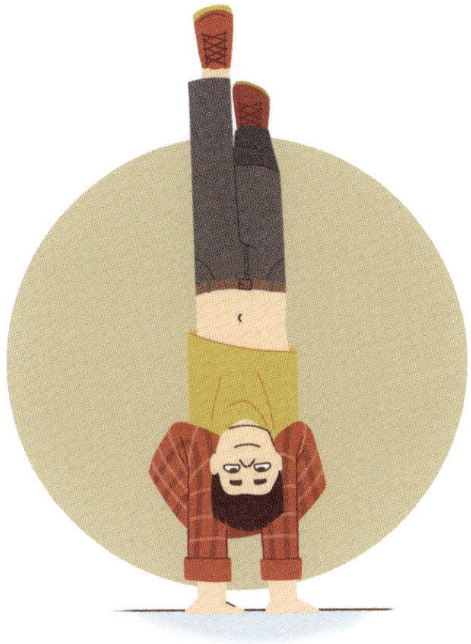

Handstand

Diese Übung kennst du natürlich, aber lass sie uns mal anders erleben als im Sportunterricht. Hier gibt es keine Noten auf deine Performance. Stelle deine Welt ein paar Minuten lang auf den Kopf! Wie ist das, wenn du einmal die Perspektive wechselst? Wäre das nicht manchmal auch cool, wenn du Zoff mit der besten Freundin hast oder der Lehrer dich total nervt? Neben der umgekehrten Sichtweise beschert dir der Handstand maximale Kraft für deine Schultern und Arme. Außerdem wirst du mit frischer Energie durchflutet. Praktiziere den Handstand am besten an einer leeren Wand.

- Stelle dich frontal und mit etwa einer Körperlänge Abstand vor eine Wand und gehe im Geiste den Bewegungsablauf durch, den du jetzt gleich machen wirst.
- Bist du Rechtshänder*in, hebe nun dein rechtes Bein. Hebe die Arme ausholend nach oben. Hole dir Kraft aus der Körpermitte und den nötigen Schwung, um anschließend mit dem Oberkörper und den ausgestreckten Armen Richtung Boden zu kommen. Setze deine Hände nah an der Wand ab und stapele mithilfe der Wand deinen gesamten Körper gerade nach oben und über deine Hände. Lasse die Arme durchgedrückt. Versuche, langsam und ruhig zu atmen.
- Wenn du zurückkommen willst, senke langsam ein Bein von der Wand und wieder Richtung Boden. Bremse mit Kraft ab und komme anschließend wieder zum Stehen.
- Gib dir und deinem Körper einen Augenblick Zeit, um im normalen Stand wieder anzukommen. Bei Bedarf lockere deine Handgelenke und schüttele sie leicht aus.

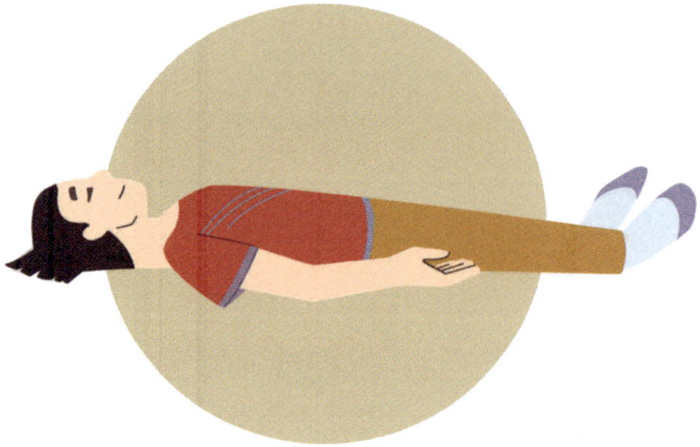

Chillen mit »S«

Nach der Schule – und erst recht nach dem Handstand – hast du dir eine Entspannung wirklich verdient! Die folgende Übung heißt »Savasana« im Erwachsenenyoga und es gibt tatsächlich Yoga-T-Shirts mit der Aufschrift »I only came here for Savasana«, was übersetzt in etwa bedeutet: »Ich bin nur hier beim Yoga, um am Ende zu chillen.« Das tun wir jetzt gemeinsam! Wenn dein Körper sich so schön entspannt, versuche auch mal, deine Gedanken zu besänftigen. Zum Beispiel, indem du an einen schönen Ort denkst.

- Lege dich ausgestreckt und bequem auf den Rücken. Achte darauf, dass alle deine Körperteile locker liegen und dich nichts einengt.
- Atme entspannt durch die Nase ein. Atme durch den Mund aus und lasse dabei ein »S« erklingen. Dadurch wird die komplette Ausatmung hörbar, was entspannend und beruhigend wirkt.
- Wiederhole diese Art zu atmen für einige Minuten und spüre mit jedem »S«, wie du entspannter wirst und dein Körper immer schwerer wird.
- Wenn du aus der Entspannung zurückkommen willst, strecke und recke dich.

Anstelle von Ritualen am Nachmittag: Drei handfeste Tipps aus dem Projektmanagement

Wenn deine Nachmittage sich regelmäßig anfühlen wie ein Horrorfilm von Stephen King, solltest du langfristig schauen, wie du dir Unterstützung und Entlastung holst. Kurzfristig kommen wir mit entspanntem Atmen auch nicht immer weiter. Was du jetzt brauchst, sind handfeste Tools, die sich bewährt haben. Die folgenden Werkzeuge stammen aus dem Projektmanagement und helfen tagtäglich Menschen bei ihrer Produktivität. Die Pomodoro-Technik ist auch für Kinder ideal.

Eisenhower-Matrix

Weißt du vor lauter To-dos manchmal nicht, was wichtig und nicht so wichtig ist? Beginnst du am Morgen im Büro damit, deine E-Mails zu lesen und zu beantworten – obwohl die Deadline für ein wichtiges Projekt bereits um 12 Uhr ist? Stresst es dich, weil du unbedingt noch schnell in den Supermarkt springen musst, bevor du deine Tochter zum Fußballtraining fahren musst? Ganz klarer Fall: Du brauchst die Eisenhower-Matrix. Nach ihr können wir ganz leicht priorisieren, was als Erstes getan werden muss. Es gibt nur vier Kategorien: »wichtig«, »nicht wichtig«, »dringend« und »nicht dringend«.

Wichtig und dringend ist alles, was ein Notfall ist: Wenn deine Tochter sich in der Schule verletzt hat, ist das ein Grund, alles stehen zu lassen. Das musst du in jedem Fall selbst in die Hand nehmen. Zu dieser Kategorie gehören auch alle wesentlichen Projekte, die mit einer Deadline auf deinem Schreibtisch landen. Dinge, die wichtig, aber nicht dringend sind, wie zum Beispiel die Anmeldung der Kids zum nächsten Sommercamp oder eine Reihe von E-Mails zu beantworten, solltest du terminieren. Darum kümmerst du dich in Ruhe, aber eben später. To-dos, die nicht wichtig, aber dringend sind – und jetzt wird's spannend –, darfst du an jemand anderen delegieren. Dir fällt ein, dass ihr kein Klopapier mehr habt? Bevor du jetzt losläufst und alle anderen Projekte hintanstellst (und danach in Stress gerätst): Bitte doch deine 14-Jährige, nach der Schule schnell Toilettenpapier einzukaufen. Und vielleicht fällt dir noch etwas ein, was sie aus dem Supermarkt für euch mitbringen kann?

Nicht wichtig und nicht dringend sind die Projekte, die du im Idealfall im Papierkorb entsorgen solltest. Hierzu gehört das ewige Scrollen durch die Feeds der sozialen Medien ebenso wie die 153. Partie Solitär auf deinem Rechner. Bringt nix, also weg damit.

Frag dich also immer bei Projekten: Muss ich das selbst machen? Ist es dringend? Kann ich das abgeben? Muss ich das überhaupt machen oder ist diese Aufgabe ein Zeitfresser?

Wenn du am Morgen die To-dos des Tages mittels der Eisenhower-Matrix kategorisierst, behältst du den Durchblick und weißt mit der Zeit besser, was zu tun ist. Es braucht ein wenig Geduld, aber langfristig ist dies ein hilfreiches System.

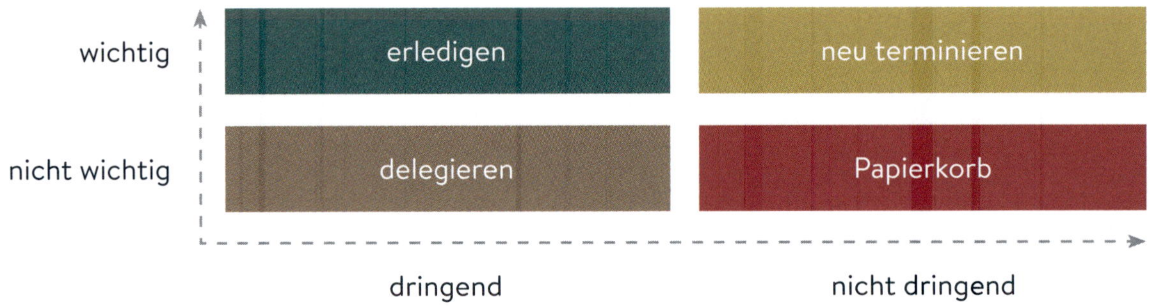

Trello

Trello ersetzt die analoge To-do-Liste und ist ein praktisches Tool, das dir hilft, alle deine Aufgaben im Auge zu behalten. Und du kannst sie kategorisieren – zum Beispiel nach dem Eisenhower-Prinzip. Ich nutze Trello auf dem Rechner, aber auch als App auf dem Smartphone, um Social-Media-Pläne zu erstellen und mit Kolleginnen zu teilen. Aber auch, um gemeinsam mit meinem Mann alle Familientermine im Blick zu haben und von unterwegs aus updaten zu können. Du kannst Trello für Einkaufslisten nutzen, aber genauso gut eignet es sich zum Brainstormen. Und selbstverständlich gibt es weitere alternative Tools, die du anstelle von Trello nutzen kannst. Eins ist aber sicher: Wenn du deine To-dos aufschreibst, sind sie oftmals aus dem Kopf. Allein das entlastet bereits ungemein!

Pomodoro-Technik

Es ist einfach genial: Wer eine kürzere Zeit lang arbeitet und danach eine Pause einlegt, ist wesentlich produktiver. Das wissen wir alle – und dennoch sitzen wir teilweise stundenlang regungslos am Schreibtisch, weil wir »die eine Sache noch eben schnell fertig machen wollen«. Und dann sind wieder zwei Stunden vergangen ... Das Prinzip von Pomodoro gleicht einer Arbeitsweise in Scheibchen:

- Überlege dir, was du tun musst, und stelle den Timer auf 25 Minuten. In dieser Zeit arbeitest du vollkommen konzentriert an dieser einen Aufgabe.
- Wenn der Timer klingelt, stehe auf und mache 5 Minuten Pause. Strecke dich, schaue in die Ferne.
- Anschließend setze dich, mit dem Timer auf 25 Minuten gestellt, erneut an deine Aufgabe. Wiederhole die Abläufe von »25 Minuten arbeiten, 5 Minuten Pause« bis zu viermal. Schließe danach eine 30-minütige Pause an.
- Vor dem Hintergrund, dass unsere Kinder sich oft mit Hausaufgaben so schwertun, ist das Pomodoro-Prinzip auch für sie ideal. Unsere Tochter konnten wir in der Grundschule so immer motivieren, denn 25 Minuten – für jüngere Menschen können es auch 20 Minuten sein – sind absolut überschaubar. Und die nächste Pause ist nahe! Kids zwischen fünf und sieben Jahren können sich nur rund 15 Minuten am Stück konzentrieren, Kinder zwischen sieben und zehn etwa 20 Minuten lang. Wenn du das berücksichtigst, wirst du die Pomodoro-Technik umso mehr bei der Hausaufgabenbetreuung schätzen lernen.

Tipp: Besorgt euch einen witzigen Timer, das motiviert noch einmal mehr.

Schau nach innen – Meditation für alle: Dein Krafttankort

Wenn wir total im Hamsterrad unseres Alltags gefangen sind und die Termine auf uns einprasseln, passiert manchmal etwas scheinbar Paradoxes im Gehirn. Unsere Gedanken schweifen ab und wir geben uns einem Tagtraum hin. Du kennst das? Herzlichen Glückwunsch! Denn tatsächlich ist es so, dass wir die Lösung für ein Problem oftmals erst dann sehen, wenn wir eben nicht krampfhaft mit ihr beschäftigt sind. Und wenn sich unser Gehirn mit etwas anderem beschäftigt. Dies ist wissenschaftlich erforscht,[32] und es gibt zahlreiche praktische Beispiele von Berühmtheiten, die zeigen, dass eben solche Tagträume Kreatives hervorbringen (die *Harry-Potter*-Erfinderin Joanne K. Rowling ist nur eine von ihnen).

Die Macht der inneren Bilder können wir auch dazu nutzen, uns zu entspannen, wenn rund um uns Trubel herrscht. Und das funktioniert schon bei Kindern. Die folgende Meditation ist also für Große wie für Kleine anwendbar. Du kannst die Zeit des Busfahrens für eine Kurzmeditation nutzen, aber genauso für eine längere Meditation ausgestreckt auf deinem Bett. Wenn du sie mit kleinen Kindern machst, führe sie, indem du ihnen die Anleitung vorliest. Achte darauf, langsam und mit Pausen zu lesen, sodass dein Kind nach innen schauen kann.

Suche dir einen Ort, an dem du für einige Minuten allein bist und/oder nicht gestört wirst.

Schließe deine Augen.

Nun lasse vor deinem inneren Auge ein Bild von einem Ort erscheinen, den du sehr liebst. An dem du dich sicher und gut fühlst. Ein Ort, an dem alles da ist, was du gerade brauchst. Es kann ein Ort sein, den du schon einmal besucht hast, zum Beispiel ein realer Platz im letzten Urlaub, mit Blick auf die Berge oder das Meer. Oder aber ein Ort, der allein deiner Fantasie entspringt. Erkunde deinen Ort. Spüre den Ort und dich an diesem Ort. Spüre seine Kraft, sieh seine Farben, höre seine Geräusche. Fühle, was dieser Ort in dir auslöst.

Bleibe für einige Minuten an diesem Ort. Dann atme einmal tief ein und aus, bevor du die Augen öffnest und in die Realität zurückkehrst.

Sei dir gewiss: Du kannst, wann immer du es brauchst, wieder zu deinem Krafttankort zurückkehren.

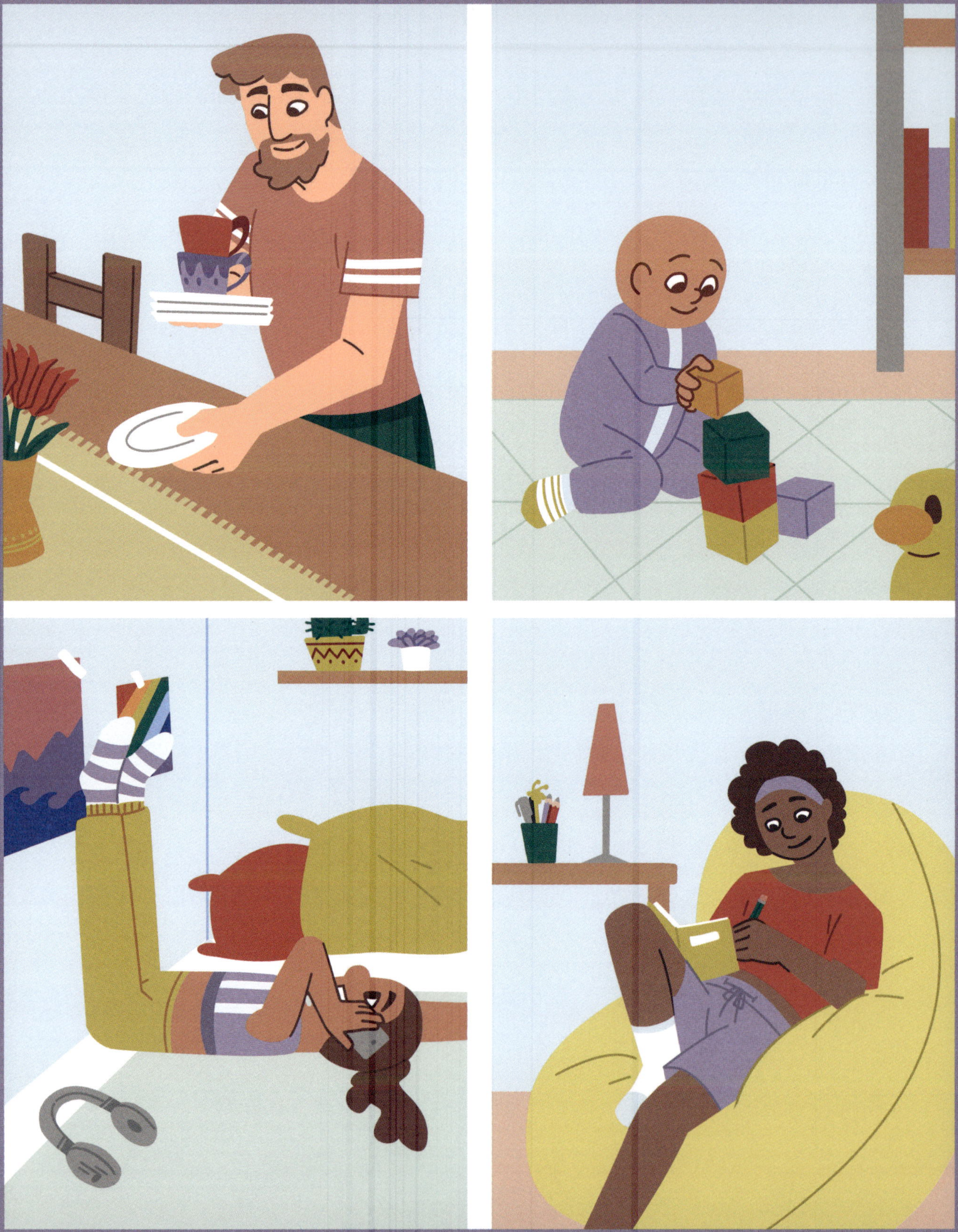

6

Endlich (Feier-)Abend

I can't believe, we came here

Feiert euch JETZT

Manchmal fühlt sich der Feierabend so an wie ein kleiner Zieleinlauf: Kaum sind wir zu Hause angekommen, entspannt sich unser gesamtes System. Wir ziehen unsere Schuhe aus und werfen mit ihnen auch gleich den Bürostress in die Ecke. Womöglich willst du mir jetzt widersprechen: »Aber der Stress fängt doch jetzt erst an! Denn das Abendessen macht sich nicht von allein und aufräumen müssen wir auch noch – ganz zu schweigen vom ewigen Kampf des Zubettgehens mit den Kindern.«

Natürlich hast du recht, und auch wenn die Wohnzimmercouch verführerisch nahe ist, sitzt du noch lange nicht auf ihr. Dennoch möchte ich dich daran erinnern, dass ihr vielleicht zum ersten Mal an diesem Tag als Familie zusammenkommt. Und auch wenn jetzt noch zahlreiche To-dos auf dich warten: Ihr seid zu Hause nicht fest angestellt. Ihr seid kein passives Rädchen in einem 10 000 Mann und Frau starken Unternehmen. Ihr allein als Familie habt es in der Hand, wie ihr euren Feierabend gestaltet! Ihr könnt gemeinsam für ein wohlmeinendes Miteinander sorgen, in dem jedes Mitglied Zeit für sich findet und auf seine Art und Weise entspannen kann. Und womöglich findet sich zusätzlich noch gemeinsame Zeit, in der der Tag möglichst fehlerfreundlich resümiert werden kann, in der ihr für ein Spiel zusammenkommt oder eine gemeinsame Bewegung. So schafft ihr die Basis für eine stressfreie Bettgehzeit – und das bei Klein UND Groß. Feiert euch jetzt, denn es ist euer Feierabend!

Die folgenden Yogaübungen und Rituale sind dazu gedacht, den Stress des hinter euch liegenden Tages loszulassen. Ihr könnt sie aber auch als ideale Vorbereitung für einen erholsamen Schlaf nutzen. Denn im Gegensatz zum intensiven Programm im Fitnessstudio, das meist eine aktivierende Wirkung hat (und daher am Abend nicht wirklich förderlich ist), helfen die ausgesuchten Übungen eher dabei, unser Nervensystem zu beruhigen und gemeinsam einen Gang herunterzuschalten.

Yogaübungen zum Loslassen und zur Schlafförderung

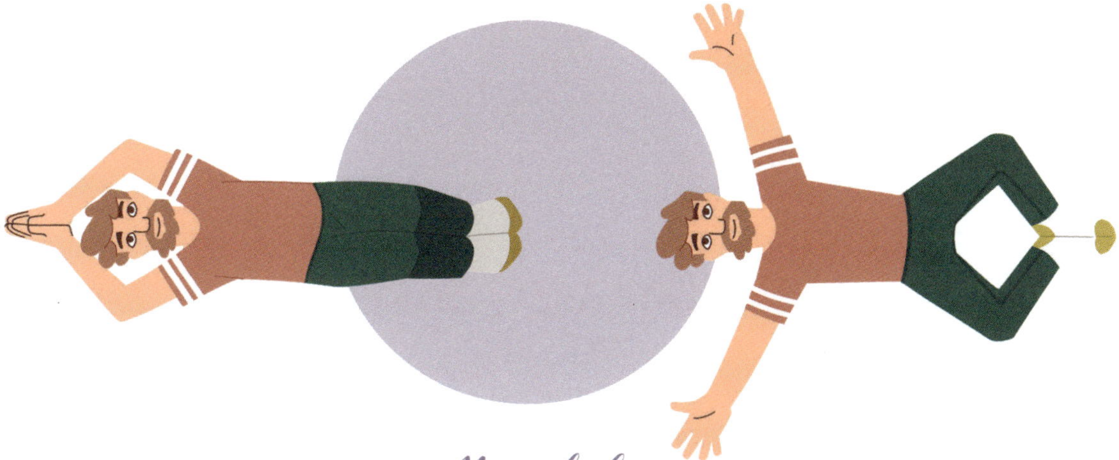

Muschel

Diese Übung ist fließend und sanft, wie eine Muschel in der Meeresbrandung. Stelle dir vor, du praktizierst die Muschel unter Wasser. Achte auch auf die Übergänge zwischen den einzelnen Bewegungen. Eine wunderbar entschleunigende und entspannende Übung – auch mental.

- Lege dich auf den Rücken. Lege deine Fußflächen aneinander. Die Knie sind jetzt weit geöffnet und die Fußflächen aneinandergelegt. Öffne die Arme und lege sie weit ausgebreitet rechts und links vom Körper ab. Das ist die geöffnete Muschel.
- Atme aus und führe dabei die Knie wieder zusammen, sodass deine Füße nun aufgestellt sind. Löse gleichzeitig die Arme vom Boden und strecke sie weit nach oben in Richtung Zimmerdecke und bringe sie so weit zusammen, dass deine Handflächen sich berühren. Jetzt bist du eine geschlossene Muschel. Versuche, die Bewegung der Beine und Arme gleichzeitig zu machen.
- Öffne mit der nächsten Einatmung langsam deine Beine und Arme wieder und komme in die Haltung der geöffneten Muschel.
- Wiederhole diesen Bewegungsablauf für einige Runden. Wenn du die Übung beenden möchtest, entscheide intuitiv, in welcher der beiden Positionen du für ein paar weitere Atemzüge ruhig verharren möchtest.

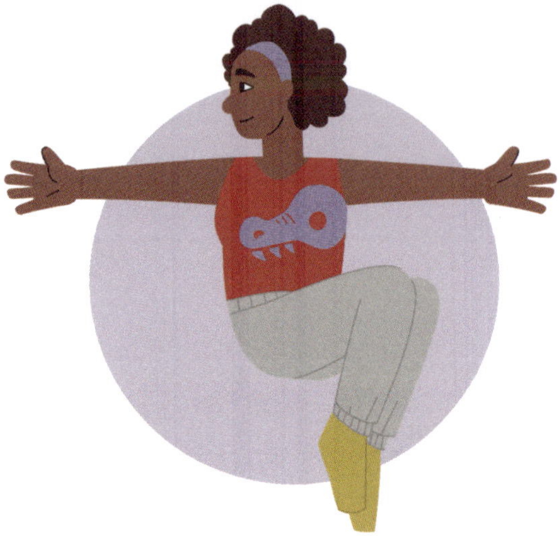

Krokodil

Dies ist eine klassische Twist-Haltung des Yoga, von der dein Rücken maximal profitiert. Die Wirbelsäule darf sich nach stundenlangem Sitzen drehen und bleibt bei häufiger Praxis flexibel. Außerdem wird dem Krokodil eine entgiftende Wirkung nachgesagt. Auch der große Yogi B. K. S. Iyengar lobte schon die Haltung, denn sie »heilt Gastritis und kräftigt die Eingeweide«.[33] Sie wird überdies zur Stimulierung der Eierstöcke praktiziert. Da sie außerdem als ungemein regenerierend gilt, darfst du sie gern regelmäßig praktizieren – idealerweise am Abend.

- Lege dich auf den Rücken und lege die Arme rechts und links des Körpers ab.
- Ziehe einatmend die Knie zu dir heran und lasse sie mit deiner nächsten Ausatmung zur rechten Seite absinken. Die Knie liegen im rechten Winkel aufeinander.
- Erde deine linke Schulter am Boden, so gut es geht. Richte den Blick zur Decke. Drehe eventuell den Kopf zur linken Seite. Bleibe hier für fünf ruhige Atemzüge.
- Atme ein und bringe ausatmend den Kopf sowie deine Knie zur Mitte zurück.
- Ziehe mit der Einatmung die Knie zu dir heran und lasse sie mit der nächsten Ausatmung sanft zur linken Seite absinken. Bleibe auch hier fünf Atemzüge lang.
- Löse dann die Haltung auf, bleibe in der Rückenlage und spüre nach.

Tipp: Es ist hier wichtig, die Schultern am Boden zu entspannen. Sollte sich deine Schulter in der Rotation vom Boden lösen, unterlege deine Knie im jeweiligen Twist mit einem Kissen.

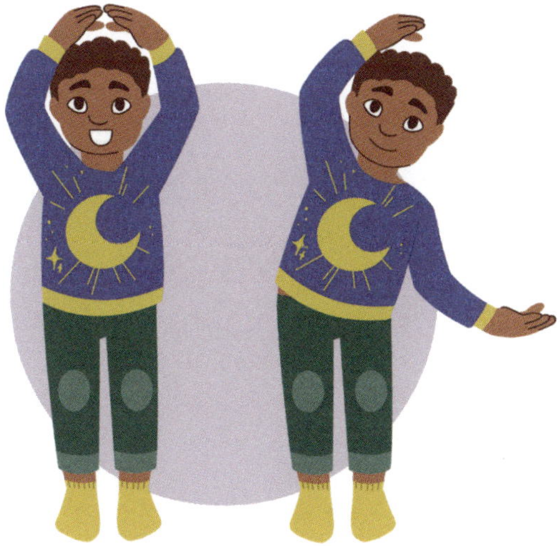

Mondphasen

»Der Mond ist aufgegangen …« Dieses Lied kennst du sicher – und du wirst jetzt selbst zum nächtlichen Himmelskörper. Gern kannst du das Lied summen. Am Ende eines langen Tages ist es außerdem entspannend, den Rücken mal zu dehnen.

- Stelle dich locker und aufrecht hin.
- Atme ein und führe dabei deine Arme nach oben, bis sich die Finger über deinem Kopf berühren. Die Arme dürfen ein bisschen gebeugt sein. Das ist der runde Vollmond.
- Atme aus und kippe den Oberkörper seitlich nach links. Die Hände trennen sich, während du die rechte Hand über deinen Kopf nach links ziehst. Senke gleichzeitig den rechten Arm nach unten bis auf die Höhe des rechten Oberschenkels. Lasse die rechte Handfläche Richtung Decke zeigen. Jetzt bist du ein Halbmond.
- Atme ein, komme zur Mitte zurück und wieder in den Vollmond mit über dem Kopf gehobenen Armen.
- Lehne dich mit der nächsten Ausatmung mit dem Oberkörper nach rechts. Ziehe den linken Arm über den Kopf weit zur rechten Seite, während der rechte Arm auf die Höhe deines linken Oberschenkels sinkt. So seitlich gebeugt kannst du die Dehnung in der linken Seite gut spüren. Nun bist du ein Halbmond zur anderen Seite.
- Atme ein und komme zur Mitte zurück. Löse den Mond auf und schüttle dich aus. Stelle dir vor, du verteilst Mondstaub mit dem Schütteln!

Tipp: Führe die Übung in Zeitlupe aus, dann ist sie noch mal so schön.

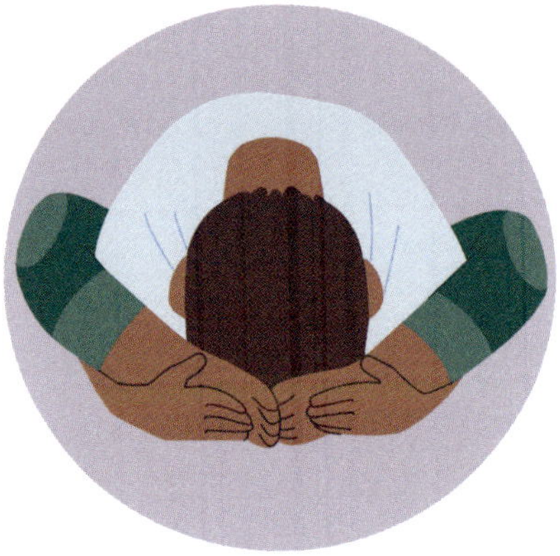

Schildkröte

Die Schildkröte hat es gut: Sie kann sich unter ihrem schützenden Panzer verkriechen. Sie zieht dazu einfach den Kopf ein – und weg ist sie. Dann ist sie praktisch abgetaucht. Das kannst du auch – mit der Yoga-Schildkröte! Die Vorbeuge macht, dass du aus deiner Umgebung »abtauchst« und dich dadurch ein wenig »schließt«. Wozu das gut sein soll? Dieses innere »Tür-Zumachen« hilft, um abends herunterzukommen und deine eigene Müdigkeit zu spüren. Und was gibt es Schöneres, als ins Bett zu dürfen?

- Setze dich hin, öffne die Beine und lege die Fußsohlen aneinander. Das ist der Diamantsitz, weil deine Beine nun wie ein Diamant aussehen. Lege die Arme locker zwischen deine Beine.
- Fädele deine Hände nun von der Mitte aus unter deinen Beinen durch nach außen und lege sie um deine Füße. Beuge gleichzeitig den Oberkörper nach vorn, über deine Beine. Dein Rücken bildet den Panzer. Lasse den Kopf locker nach unten hängen, egal, ob du ihn auf den Füßen ablegen kannst oder nicht.
- Atme einige Male tief ein und aus und bleibe so lange in der Position, wie es dir angenehm ist. Was kannst du spüren?
- Wenn du die Schildkröte auflösen willst, richte den Oberkörper wieder auf und löse die Verschränkung der Hände.

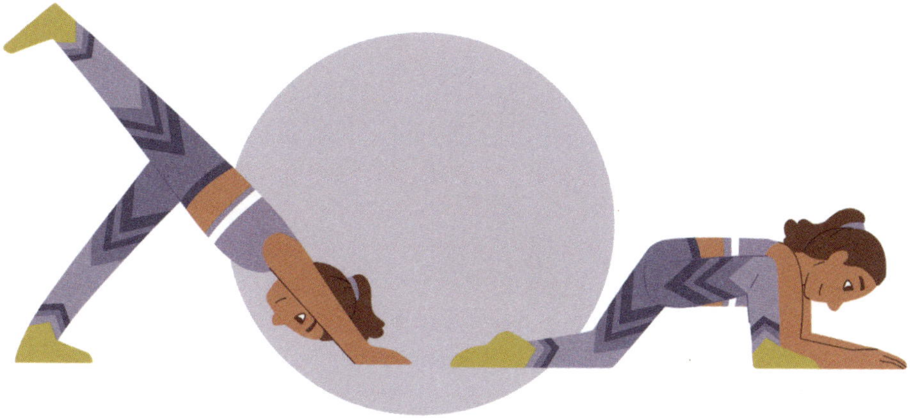

Eidechse

Im Yoga sind viele Haltungen dem Tierreich abgeschaut. So auch diese. Und siehst du in dieser Haltung nicht tatsächlich aus wie eine sich sonnende Eidechse? Zugegeben: Womöglich ist diese Übung zu Beginn nicht wahnsinnig »comfy«. Doch mit der Zeit wirst du sie lieben, denn sie erlaubt dir maximale Dehnung.

- Komme in den nach unten schauenden Hund (Seite 50).
- Hebe mit der Einatmung dein rechtes Bein nach hinten und oben.
- Schwinge es mit dem Ausatmen unter deinen Körper und setze den Fuß außerhalb deiner rechten Hand ab. Drehe die Zehen leicht nach außen. Dann lege das linke Knie ab und achte darauf, dass es weit hinten aufliegt. Bleibe für einige Atemzüge in dieser Position.
- Wenn du sehr flexibel bist und noch ein bisschen weiter gehen möchtest, probiere, ob du deine Unterarme auf dem Boden ablegen kannst. Oder aber nur einen von beiden. Wie immer gilt: Praktiziere sachte und sei liebevoll mit dir. Du hast heute schon genug geleistet. Es geht in der »Eidechse« darum, so gut wie möglich zu entspannen, nicht zu performen.
- Wenn du die Haltung auflösen willst, drehe die Zehen des rechten Fußes nach außen. Löse gegebenenfalls die Unterarme und setze die Hände wieder auf den Boden. Hebe das linke Knie vom Boden ab. Dann schwinge das rechte Bein wieder zurück in den dreibeinigen Hund. Setze den Fuß zurück neben den anderen.
- Wiederhole die Übung auf der anderen Seite.

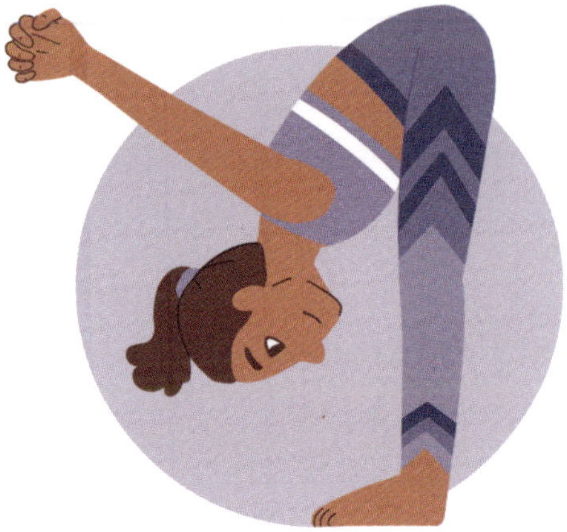

Gegrätschte Vorbeuge mit Schulterdehnung

Dein Tag war lang und anstrengend. Da ist die Verlockung, sich aufs Bett zu werfen und für die restliche Zeit mit dem Smartphone zu chillen, groß. Oder aber du musst Hausaufgaben machen, was bedeutet, dass du wieder an einem Schreibtisch sitzt. Stopp! Bevor du das eine oder andere machst – sitzen oder am Handy hängen –, probiere eine der folgenden Übungen. Womöglich fühlst du dich danach besser und kannst den Stress bis hierher leichter abschütteln.

Diese Übung tut einfach nur gut. Sie ist perfekt für deine Schultern, denn hier geht es für sie mal in die andere Richtung als beim Sitzen: nämlich nach hinten. Die Vorbeuge bringt deinen Körper auch ohne Smartphone in den Chill-Modus.

- Stelle dich aufrecht hin und grätsche die Beine. Die Zehen zeigen nach vorn.
- Bringe die Hände hinter dem Körper zusammen und ziehe sie vom Körper weg nach hinten und unten. Die Schulterblätter sind nun nah beieinander. Spüre diese wunderbare Herzöffnung und Dehnung der vorderen Körperseite.
- Atme ein und beuge dich ausatmend langsam mit geradem Rücken nach vorn und unten, bis dein Kopf locker Richtung Boden zeigt. Halte dabei die Spannung deiner gestreckten Arme. Deine Hände ziehen nun nach oben und – so gut es dir möglich ist – über den Kopf. Genieße diese beiden Pole: der nach unten gebeugte Kopf und Oberkörper und die nach oben ziehenden Hände.

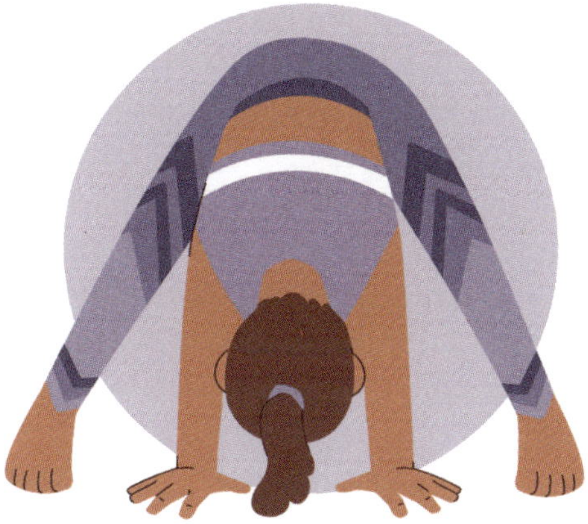

- Wann immer du magst, löse die Verschränkung der Hände auf und senke die Arme nach unten. Lasse sie entweder locker baumeln oder setze die Hände am Boden ab – du entscheidest. Vielleicht möchten deine Arme auch eine ganz andere Bewegung machen? Wie auch immer: Genieße diese entspannte Vorbeuge noch für einige Atemzüge.
- Wenn du wieder auftauchen willst, atme ein und richte dich dann ganz langsam und mit hängendem Kopf Wirbel für Wirbel auf. Atme aus und spüre dich wieder in einem aufrechten Stand. Spüre nach.

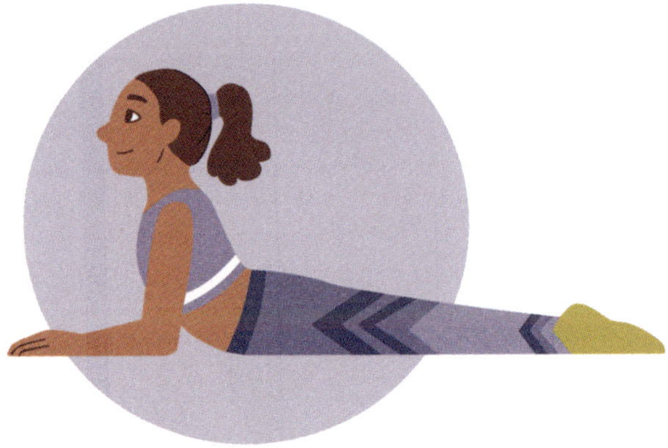

Sphinx

Hier kommt eine Rückbeuge, die vor allem deinen unteren Rücken fordert. Außerdem wird die gesamte Vorderseite deines Körpers gedehnt. Das machen wir im Alltag nicht so oft, weil wir im Sitzen eher die Schultern nach vorn ziehen. Es ist uns ja sogar oft peinlich, uns offen und so in voller Schönheit zu zeigen. Daher verstecken wir uns lieber, anstatt »Here I am« zu denken. In der Sicherheit deines Zimmers darfst du dich jetzt aber mutig und mit geöffnetem Herzen präsentieren. Let your light shine!

- Lege dich auf den Bauch. Strecke Beine und Füße lang nach hinten aus und achte darauf, dass sie nah aneinanderliegen. Lege die Fußrücken am Boden ab.
- Richte dich aus der Kraft deines Rückens auf und stütze dich auf die Unterarme. Umfasse mit den Händen als Erstes den gegenüberliegenden Ellenbogen. Damit prüfst du, ob der Abstand der Arme korrekt ist. Dann richte die Unterarme wieder gerade nach vorn aus. Erde auch die Hände, die Finger zeigen nach vorn.
- Ziehe die Schultern nach hinten – das ist keine chillige »Ich schau Netflix«-Haltung. Spüre, wie die Vorderseite sich öffnet und dein Herz strahlen kann!
- Achte auch auf deinen Nacken: Er sollte sich entspannt anfühlen. Reiße den Kopf keinesfalls nach hinten, sondern schaue eher mit langem Nacken Richtung Boden.
- Was macht dein Po? Wenn er angespannt ist: Lass los!
- Atme einige Male ein und aus, dann löse ausatmend die Haltung auf und komme zurück in die Bauchlage. Schaukele Po und Hüften einige Male hin und her, um die Spannung aus dem unteren Rücken zu nehmen. Chille!

Happy Family – Rituale für einen harmonischen Ausklang des Tages

Am Ende des Tages kommen die Familienmitglieder wieder zusammen – sei es, um über die Erlebnisse zu sprechen oder einfach nur abzuschalten. Meine Einladung auch hier: Tut dies in maximaler Harmonie – das fördert auch den Schlaf. Womöglich braucht es etwas Zeit, bis sich jedes Familienmitglied auf die abendliche Gemeinschaft einlässt. Genauso wie der gemeinsame, entspannte Start in den Tag etwas Anlauf benötigt, dürft ihr auch beim Ausklang ein bisschen Geduld mit euch haben: Wichtig ist, dass jede*r sich gesehen fühlt und kein »Müssen« entsteht. Die folgenden Ideen sind daher als Inspirationen und Angebote zu verstehen, um langfristig echte Begegnungen (wieder) möglich zu machen. Los geht's mit Bewegung!

Gemeinsamer abendlicher Spaziergang

RITUAL

Wenn ihr es lieber ruhiger angehen wollt: Ähnliche Wirkung wie die abendlichen Moves auf dem »Dancefloor« hat es, eine Runde spazieren zu gehen. Vielleicht als ganze Familie, vielleicht aber auch in wechselnden Konstellationen. Spätestens seit den Lockdowns, in denen ein Gang um den Block oftmals das einzige Mittel der Wahl war, um aus den eigenen vier Wänden zu fliehen, ist der Spaziergang auch wieder salonfähig. Und wie haben wir ihn alle genossen! Das Ritual dürfen wir gern beibehalten, denn erwiesenermaßen gilt der Spaziergang als pure Anti-Stress-Übung. Durch die sanfte Bewegung fahren wir nicht nur physisch herunter. Wir sind möglicherweise auch besser in der Lage, geistig in Bewegung zu kommen und so von den Geschehnissen des Tages mehr Abstand zu nehmen. Sie aus einer anderen Perspektive zu sehen. Und wann können wir die Frage »Wie war dein Tag?« ehrlicher beantworten als bei einer kleinen Runde an der frischen Luft? Womöglich mag jetzt auch der sonst so wortkarge Teenie-Junge einmal erzählen, was ihn heute so »bewegt« hat. Ein weiteres Plus: Wir tanken kurz vor dem Schlaf noch einmal ausreichend Sauerstoff für eine ausgeglichene Nachtruhe.

Der Familiensong

Ich habe euch in Kapitel 4 schon das Tanzen nähergebracht: als Ausdruck unserer Lebendigkeit, bis hinunter auf Zellebene. Nun wollen wir zusammen unsere Moves auf dem Dancefloor zeigen. Dazu brauchen wir euren individuellen Familiensong. Einen gemeinsamen Familiensong zu benennen, auf den sich alle einigen können, und zu diesem am Abend gemeinsam zu tanzen, ist pure Lebensfreude. Der Song stärkt das Miteinander und gibt jedem das Gefühl, ein wichtiger Teil der Familie zu sein. Und er ist so einzigartig wie ihr selbst! Um den Song zu finden, sammelt einige Vorschläge und stimmt anschließend demokratisch ab. Und dann dreht ihr die Musik auf, tanzt gemeinsam zu eurem Song und feiert euch! Warum sonst heißt der Feierabend schließlich Feierabend?

Wir als musikverrückte Familie praktizieren die erweiterte Form des gemeinsamen Songs, die regelmäßige Familiendisco. Wenn das Tanzen ebenfalls euer Ding ist, stellt doch einfach eure eigene Playlist zusammen. Es müssen übrigens nicht unbedingt explizite Kindersongs dabei sein, damit kleine Kinder von Musik berührt werden! Probiert doch einmal statt Detlev Jöcker die Klassiker der Beatles, von den Beach Boys oder Seeed. Ich wette, die Musik geht auch kleinen Menschen direkt ins Herz, ins Ohr und in den Körper.

Wenn ihr mögt, könnt ihr zur Inspiration meine »Familie Ommm«-Playlist nutzen, um euren eigenen Familiensong zu finden. Wichtig beim Tanzen ist nur: Lasst alle Hemmungen los und erlaubt euch maximale Freiheit in der Bewegung. Jeder so, wie er mag.

RITUAL

Mein Highlight des Tages

Vielleicht hast du schon einmal davon gehört: Dankeslisten sind ein tolles Werkzeug, um ein glücklicher Mensch zu werden. Denn anstatt ewig den Fokus darauf zu legen, was uns auf die Palme bringt – und da gäbe es zweifelsohne so einiges –, shiften wir unser Mindset zu den schönen Dingen des Lebens. Wir verstärken damit angenehmere Emotionen, die wir ebenfalls empfinden und die nur manchmal in Vergessenheit geraten. Dankbarkeit ist quasi die Königin aller Emotionen, denn wenn wir sie empfinden, öffnet sich unser Herz. Das ist kein »Spiri-Stuss«, sondern mittlerweile auch wissenschaftlich erforscht: So hat das Führen eines Dankbarkeitstagebuchs eine direkte Auswirkung auf unsere Herzgesundheit.[34] Und nicht nur das: Auch Ängste, Depressionen, Phobien reduzieren sich und insgesamt steigert sich unser Wohlbefinden, wenn wir Dankbarkeit empfinden.[35]

Falls sich an dieser Stelle dein*e innere*r Kritiker*in meldet und anmerkt, dass sich die ganze Dankbarkeitsarbeit schon ein wenig danach anhört, sich selbst zu belügen und Dinge, die kacke laufen, nicht mehr als »Kacke« bezeichnen zu dürfen, richte ihm von mir aus, er*sie solle mal kurz die Luft anhalten. Denn: Es geht nicht darum, von nun an alles nur noch rosarot zu sehen. Bist du dir der tollen Dinge in deinem Leben überhaupt wirklich bewusst? Oder suchst du nicht eher immer nach dem Haar in der Suppe?

Dankbarkeit zu spüren, heißt auch, achtsam für kleine Schönheiten um sich herum zu sein, etwa für das bunte Herbstlaub im Park. Für das Dach über dem Kopf, das wir haben. Für die Liebe, die wir für unsere Familie empfinden. Dankbar sein heißt, Dinge wieder wertzuschätzen, die wir oftmals für selbstverständlich halten, die aber keineswegs selbstverständlich sind. Und so kommen wir auch ganz langsam heraus: aus dem Mangel-Denken. Aus dem Denken, dass immer noch ein kleines (oder größeres) Stück fehlt, bis wir wirklich richtig glücklich sein können. Irrtum: Fang jetzt sofort an mit dem Glücklichsein!

Wie aber können wir Dankbarkeit in der eigenen Familie und mit kleinen Kindern kultivieren? Hier ein einfach umzusetzendes Ritual:

Setzt euch abends gemeinsam zusammen. Jeder formuliert den Satz »Mein Highlight des Tages heute war …«. Und dann schaut, was euch in den Sinn kommt. Vielleicht fallen euch beim ersten Mal nicht gleich auf Anhieb viele Dinge ein. Aber bleibt dran und lasst auch den Kids Zeit, den Blick für schöne Dinge zu schärfen. Und womöglich werden aus anfänglich nur einem Highlight mit der Zeit schon drei Highlights, die jedes Mitglied aufzählen kann. Noch stärker entfaltet sich die Macht der positiven Gedanken, wenn ihr eure gesammelten Momente aufschreibt. Im digitalen Anhang findest du daher eine Vorlage für euer Highlight des Tages.

RITUAL

In Kontakt kommen: Berührende Alternativen zum Handykonsum am Abend

Es ist wichtig, dass am Abend jedes einzelne Familienmitglied auch Zeit für sich bekommt. Schließlich lädt jeder seine leeren Akkus auf andere Art und Weise auf. Dein Teenie-Kind hat vielleicht eine andere Vorstellung davon, wie Entspannung aussieht (»Tür zu!«, »Chillen!«), als dein*e Partner*in (eine schweißtreibende Partie Squash spielen). Jeder braucht seine kleine Auszeit – und diese sollte auch für eine bestimmte Zeit am Abend möglich sein. Spätestens aber, wenn jeder Feierabend ständig so aussieht, dass jedes Familienmitglied allein hinter einem digitalen Gerät hockt, darf einmal gebrainstormt werden: Gibt es eine Möglichkeit, am Abend noch einmal gemeinsam als Familie in Kontakt zu treten? Das wäre wünschenswert. Denn leider lassen die digitalen Medien den Kontakt zur Außenwelt zwar in hohem Maße zu, doch wir verlieren mit den Smartphones den Kontakt zu unserer Innenwelt und den unserer Lieben. Hier drei Ideen für analoge Kontaktaufnahme:

Massagen: Schnappt euch ein duftendes Öl oder eure liebste Bodylotion und beschenkt euch gegenseitig mit einer kleinen Massage. Das muss durchaus keine professionelle, halbstündige Nummer sein. Selbst kleine Berührungen beglücken bereits. In meinen Eltern-Kind-Yoga-Workshops ist die Massage immer das Highlight und gerade die Mütter sind wirklich »berührt«, wenn ihr Kind ihnen die Hand oder die Stirn massiert – und sei es auch nur für wenige Minuten. Außerdem wird bei jeder Berührung das Glückshormon Oxytocin freigesetzt. So können Stresshormone abgebaut werden, die Atmung und der Herzschlag verlangsamen sich.[36] Die Folge: Wir können besser entspannen. Das macht selbst die kleinste Berührung im Alltag so wertvoll!

Spiele: Auch gemeinsame Spiele können berühren. »Cabo« ist so ein tolles und relativ unbekanntes Kartenspiel, das uns drei nach dem Abendessen am Esstisch versammeln lässt (ja, auch die Teenie-Tochter ist bereit für einige Runden!). Der Tipp ist übrigens von Anke Engelke, die in einem *Vogue*-Interview verriet, dass sie immer ein Kartendeck in ihrer Handtasche habe, um mit ihrer eigenen Familie spannende Spielrunden zu zocken.[37]

»Kopfsalat mit Herz« ist ebenfalls ein Kartenspiel. Im Gegensatz zu »Cabo« gibt es hier jedoch keinen klassischen Gewinner. Vielmehr stellen wir uns gegenseitig berührende Fragen wie »Wenn dein linker Nachbar ein Tier wäre, was wäre es?«. Oder wir müssen kleine Aufgaben lösen, zum Beispiel etwas in Spiegelschrift schreiben. Ziel ist es, mehr ins eigene Fühlen zu kommen und mit dem Herzen zu sehen.

Schau nach innen – Metta-Meditation für alle

Die berühmte Metta-Meditation – auch Meditation der liebenden Güte genannt – ist eine feine Übung, wenn wir in unserem Inneren mal wieder fest und unnachgiebig werden. Es ist an der Zeit, sie zu praktizieren, wenn wir den Nachbarn innerlich verfluchen, weil er uns den letzten Parkplatz auf der Straße weggeschnappt hat. Wenn wir uns einmal wieder darüber aufregen, dass unsere Tochter alles herumliegen lässt, wo sie geht und steht.

Die Metta-Meditation ist also spätestens dann angeraten, wenn wir merken, dass die Wut in uns hochsteigt wie heiße Lava. Denn dann ist es an der Zeit, einen Gang herunterzufahren und an ein Gefühl zu appellieren, das wir gerade emsig dabei sind zu verlieren: nämlich unser Mitgefühl.

Die folgende Version habe ich für Familien konzipiert. Sie ist schon mit Kindern ab dem Schulalter praktizierbar. Du kannst sie auch hier downloaden – einmal als PDF, einmal als Audio-Datei.

Metta-Meditation für Familien

Komme in einen aufrechten Sitz. Es ist egal, ob du lieber auf einem Stuhl oder auf einem Meditationskissen sitzt. Der Rücken sollte gerade sein. Schließe deine Augen und verbinde dich mit deinem Atem.

Lege erst deine linke, dann deine rechte Hand auf dein schönes Herz. Atme in deine Hände hinein. Versuche dir bildlich vorzustellen, wie du dein Herz öffnest für ein helles Licht. Lass das Licht in dein schönes Herz einströmen.

Lächele dir innerlich zu und sage dir:

»Möge ich glücklich sein.«

Wiederhole und lasse diese Affirmation in dein schönes Herz einsinken. Anschließend sprich innerlich:

»Möge ich mich sicher und geborgen fühlen.«
»Möge ich gesund sein.«
»Möge ich frei von negativen Gefühlen sein.«

Wiederhole zuerst immer Satz für Satz, bevor du zur nächsten Affirmation weitergehst. Nimm dir Zeit.

Denke nun an deine Familienmitglieder. Denke an deine*n Lebenspartner*in. Sprich innerlich:

»Mögest du glücklich sein.«
»Mögest du dich sicher und geborgen fühlen.«
»Mögest du gesund sein.«
»Mögest du frei von negativen Gefühlen sein.«

Wiederhole zuerst immer Satz für Satz, bevor du zur nächsten Affirmation weitergehst. Nimm dir Zeit.

Nun denke an den oder die Menschen, mit dem/denen es gerade schwierig ist. Mit dem/denen die Kommunikation und der Umgang sich nicht stimmig anfühlen.
Sprich innerlich:

»Mögest du glücklich sein.«
»Mögest du dich sicher und geborgen fühlen.«
»Mögest du gesund sein.«
»Mögest du frei von negativen Gefühlen sein.«

Wiederhole zuerst immer Satz für Satz, bevor du zur nächsten Affirmation weitergehst. Nimm dir Zeit.

Bleib noch für einige Atemzüge sitzen. Dann lege die Hände auf deine Knie und öffne die Augen.

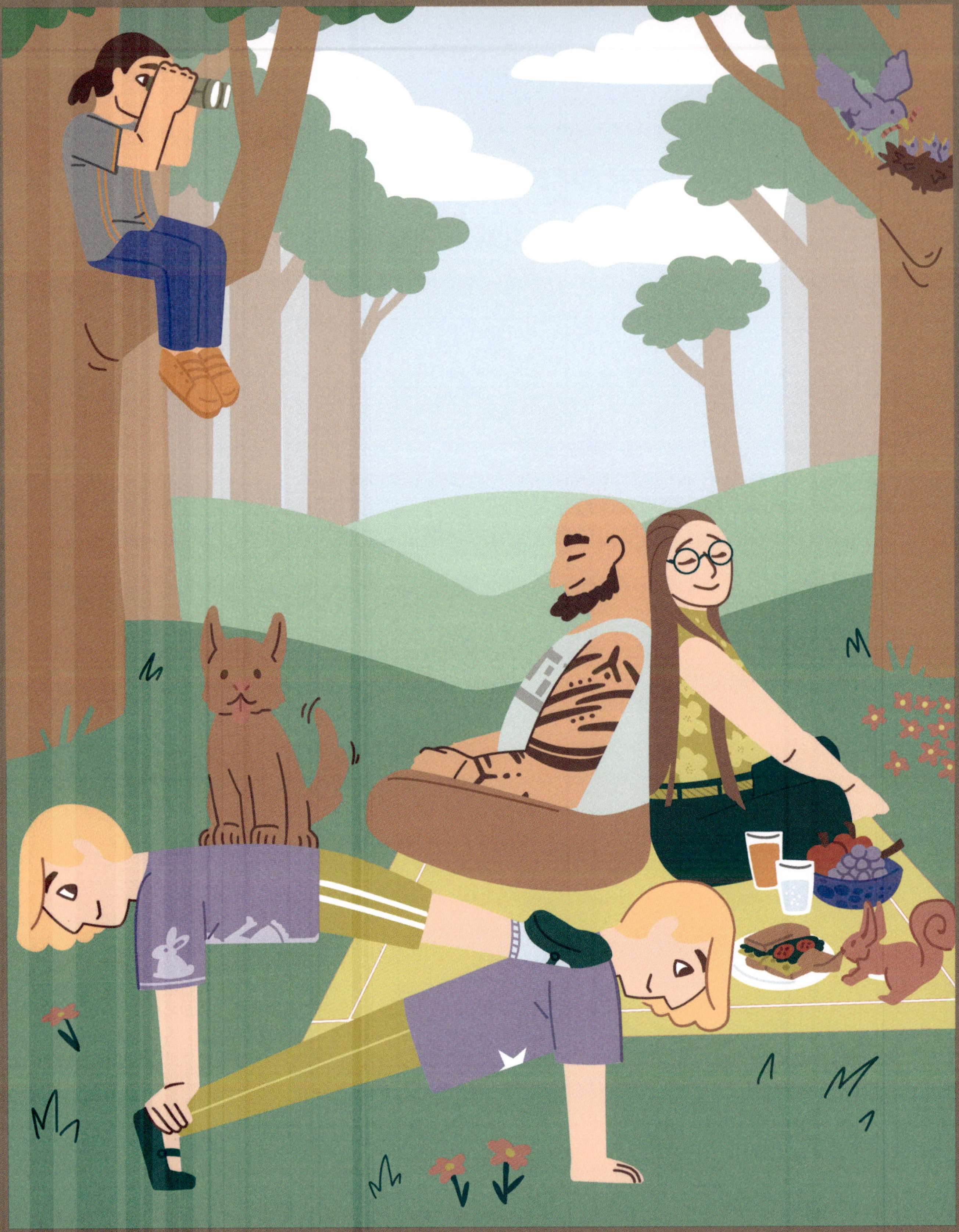

7

Wochenende ist,

was ihr draus macht

Bist du auch eine »Managing Director Weekend«?

»Hoch die Hände, Wochenende!«, so könntet ihr rufen, wenn der Freitagabend endlich näher rückt und ihr auf zwei vor euch liegende freie Tage schauen könnt. Alles könnte so schön friedlich sein, bis am Montag wieder die Stundenpläne und To-dos das Zepter übernehmen. Und dennoch wird dich der Ausblick aufs Wochenende als Mutter (oder Vater) nicht gerade in prickelige Champagnerlaune versetzen. Was waren das noch für einfache Zeiten, in denen wir jung und ohne Kids waren! Für mich war jahrelang glasklar, wie mein Wochenende aussehen würde. Feiern, ausschlafen, feiern, ausschlafen – mehr wollte ich nicht.

Dann ist plötzlich eine Familie da – und mit ihr wird es komplizierter. Jedes Familienmitglied hat seine eigenen Bedürfnisse und Erwartungen an ein freies Wochenende. Der eine will zum Yoga oder ins Gym, den anderen zieht es raus in die Natur oder auf den Spielplatz.

Außerdem möchten wir Freunde oder die erweiterte Familie treffen. Mal wieder ins Kino wäre auch nicht schlecht ... Und ausschlafen bitte schön, das steht auch noch auf unserer Wochenendliste. Es müsste aber auch noch Zeit zum Einkaufen und Wohnung-Aufräumen sein. Und scheinbar muss deine Tochter noch ganz viele Hausaufgaben erledigen ...

Du siehst, ganz schön viel Müssen, ganz schön viele Erwartungen, Wünsche und – ich traue mich kaum, es niederzuschreiben – To-dos. Und die Deadline ist tight: Diesmal haben wir nur 48 Stunden für die Koordination und Ausführung! Was machen wir, wenn uns allein von unseren eigenen Plänen fürs Wochenende ganz schwindelig wird? Und wie sollen wir da bitte schön das Projektmanagement für die ganze Familie übernehmen?

Merkst du etwas? Es fühlt sich ehrlich gesagt nach enormem Stress an, wenn wir uns am Wochenende zum »Managing Director Weekend« der gesamten Familienmeute ermächtigen. Denn ursprünglich wollten wir doch den Stress der vergangenen Woche loswerden und nicht zusätzlich noch neuen kreieren. Also bitte lasst uns unsere immensen Erwartungen an ein freies Wochenende herunterfahren.

Das heißt nicht, dass das Wochenende damit gleich harmonischer wird. Denn tatsächlich hat auch nicht jeder von uns ein freies Wochenende zum Ausruhen zur Verfügung. Viele arbeiten im Schichtdienst oder werden gebraucht, wenn andere frei haben. Glaubt mir, ich weiß, wovon ich rede: Mein Mann arbeitet, seitdem wir ein Paar sind, am Theater und auf Events. Da schrumpft das Wochenende schon mal auf ein paar gemeinsame Stunden zusammen.

Zusätzlich erschweren die verschiedenen Biorhythmen uns die Wochenendplanung. Ihr erinnert euch an Kapitel 2, in dem es um Lerchen, Eulen und Kolibris ging. Lass mich mal raten: Der Fünfjährige möchte gegen 6 Uhr am Samstag früh schon spielen, deine 14-Jährige dagegen schläft am Wochenende bis in die Puppen. Und dein Süßer, der die »familiäre Frühschicht« übernommen hat und mit dem Fünfjährigen im Morgengrauen »Der Boden ist Lava« gespielt hat, schläft spätestens um 12 Uhr am Mittag auf der Couch wieder ein. Wann, bitte schön, soll da noch Zeit für gemeinsame Erlebnisse sein? Also reagieren wir genervt und gereizt – dafür scheint Zeit zu sein. Und bei so vielen unterschiedlichen Bedürfnissen und Wünschen ist der Streit ja eigentlich vorprogrammiert.

Du siehst schon: Das Wochenende ist so in etwa der Sommerurlaub »in a nutshell«. Größtmögliche Erwartungen an die kleinstmögliche Zeit. Das kann nur schiefgehen.

Doch es geht auch anders. Aber wie? Wie können wir das Wochenende genießen, sodass wir alle die Möglichkeit haben, uns zu entspannen? Das ist die Gretchenfrage – und auf die dürft ihr eine individuelle Antwort finden.

Eigentlich ist es ganz einfach: Jeder braucht Zeit für sich und alle wollen auch etwas gemeinsam unternehmen. Vielleicht versucht ihr es an dieser Stelle einmal mit dem Wunsch-Interview. Die Idee stammt von Carmen Kindl-Beilfuß.[38] Hier geht es darum, die drei größten Wünsche eines jeden aufzuschreiben. Und zwar, indem ihr euch gegenseitig interviewt. Dazu lost ihr mit Zettelchen und euren Namen die Paarungen aus. Beispielsweise interviewt so Papa die Jüngste und andersherum. Mama erzählt der Teenie-Tochter ihre drei Wünsche und hört sich im Gegenzug die ihrigen an. Die Frage lautet: Wenn du an dich, aber auch an die Familie denkst, welche drei Wünsche hast du für dein Wochenende?

Dann schreibt ihr alle Wünsche auf und versucht, einen Konsens zu finden. Wichtig ist: Es werden keine Wünsche über die des anderen gestellt. Gibt es Wünsche, die alle haben? Prima, dann findet ein gemeinsames Zeitfenster dafür. Verspürt ihr zum Beispiel alle den Wunsch, am Wochenende mal raus in den Wald zu kommen, wäre vielleicht der Sonntag nach dem Mittagsschlaf des Kleinen (und vom Papa!) ideal. Verabredet euch!

Wenn ihr alle unterschiedliche Wünsche habt, und ihr kommt auf keinen gemeinsamen Nenner, fragt euch: Müssen wirklich alle Bedürfnisse am Wochenende unter einen Hut? Ist es nicht auch möglich, jedem*r Einzelnen so viel Freiraum wie möglich einzuräumen? Womöglich ist es für den Haussegen förderlicher, wenn jede*r die nötige Me-Time bekommt. Und wenn außer Papa niemand einen Waldspaziergang machen möchte, ist das zwar schade, aber auch kein Grund für ein Drama: Ein Spaziergang ohne die ganze Meute tut auch mal gut und lädt ganz formidabel die eigenen Akkus wieder auf.

Mit dem Wunsch-Interview schafft ihr jedenfalls die Basis für eine erste wichtige Gemeinsamkeit: das gegenseitige Zuhören. Davon war schon im Ritual »Langsamer kommunizieren« (Seite 78) die Rede. Warum das so wichtig ist mit dem Zuhören? Nun, hören wir uns die Wünsche des anderen wirklich und wahrhaftig in Ruhe an, fühlt sich unser Gegenüber »gesehen«. Die Frage dahinter ist wie so oft ein simples »Was brauchst du?«. Wenn wir in unserer Familie auf diese Art die Wünsche zusammentragen, kommen oft auch ganz ungewöhnliche Ideen für die Freizeitgestaltung zutage, an die vorher niemand gedacht hat. Womöglich fahren wir dann in den Wolfspark, zum Shoppen und Bummeln nach Polen oder auf einen Mittelaltermarkt auf einer Burg. Dafür steht dann sogar die Teenie-Tochter gerne früher auf!

Ich persönlich habe übrigens den Job als »Managing Director Weekend« wieder abgegeben. Diesen hatte ich mir selbst verliehen, denn – so dachte ich – sonst macht ihn ja niemand. Seitdem ist die Stelle in unserer Familie sozusagen »vakant«. Und ganz ehrlich: Wir kommen prima ohne sie klar.

Die folgenden Yogaübungen sind erst einmal zur Gestaltung der Me-Time gedacht: Du darfst auf tieferer Ebene entspannen. Dafür sorgen restorative Haltungen, die auf das parasympathische Nervensystem wirken und jede*n Einzelne*n wieder in die eigene Balance bringen. Fühlen wir uns gut genährt und nicht mehr nur bedürftig, ist es Zeit für die yogische Us-Time! Jetzt ist die Stunde des Eltern-Kind-Yoga beziehungsweise des Partneryoga gekommen. Dazu habe ich dir die besten gemeinschaftlichen Haltungen ausgesucht – und für jede Konstellation ist etwas dabei. Hoch die Hände, Wochenende!

Was immer geht: Yoga – mal allein, mal gemeinsam!

Yogaübungen für die Me-Time am Wochenende

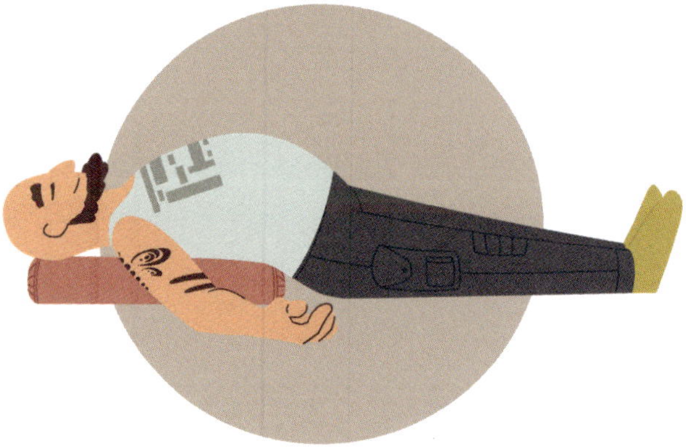

Herzöffnung mit Bolster

Was gibt es Schöneres, als am Wochenende einfach mal im Liegen zur Ruhe zu kommen? Die Herzöffnung, eine Übung aus dem restorativen Yoga, vermag es, uns wirklich zu erden und zu nähren – und letzten Endes in allen Schichten zu entspannen. Du öffnest dein Herz, weitest die Vorderseite deines Körpers und hilfst dir so dabei, tiefer zu atmen. Du darfst diese passive Übung wesentlich länger halten als andere. Wichtig: Du brauchst ein Bolster oder eine zu einer dickeren Rolle gefaltete Decke.

- Schnapp dir ein Bolster oder rolle eine Decke zur Wurst zusammen. Sie sollte ungefähr die Länge deines Oberkörpers haben. Lege das Bolster oder die Decke auf den Boden oder auf deine Yogamatte.
- Setze dich auf den Boden und positioniere dein Hilfsmittel hinter dich. Dann lehne dich nach hinten und lege dich mit der gesamten Wirbelsäule auf das Bolster oder die Decke ab. Der Hinterkopf sollte unbedingt ebenfalls auf der Decke oder dem Bolster zum Liegen kommen. Oberkörper und Kopf liegen nun erhöht, während dein Gesäß, die Beine und die Arme Kontakt zum Boden haben.
- Wenn du magst, unterstütze diese Haltung noch, indem du deine Arme weit zu beiden Seiten hin gespreizt ablegst.
- Wenn sich etwas noch unangenehm anfühlt, passe die Übung an. Entspanne und lass los, so gut es geht.

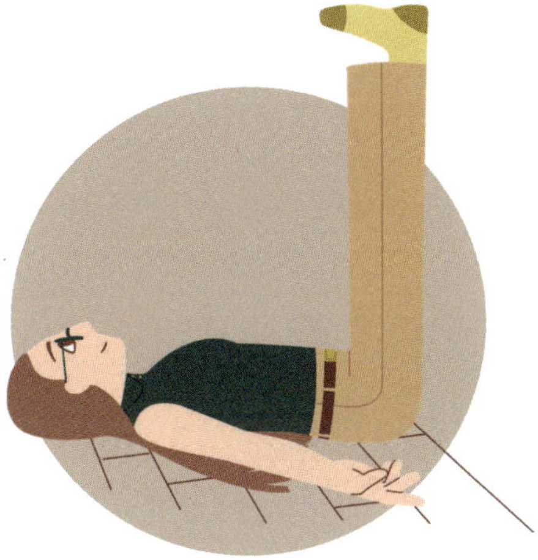

Viparita Karani

Auch die nächste Übung wird passiv gehalten. Das hat den Effekt, dass dein Körper immens herunterfahren kann. Damit ist Viparita Karani ideal nach einer anstrengenden Woche. Obendrein wirkt sie wie ein Schlummertrunk. Freu dich auf diese Umkehrhaltung, bei der dein Blutfluss umgedreht und somit entlastet wird. Das regt nicht nur die Durchblutung an, sondern erfreut alle, die beim Arbeiten viel stehen müssen. Krampfadern und geschwollenen Beinen wird also vorgebeugt. In meinen Eltern-Kind-Yoga-Workshops bitte ich die Mütter am Ende stets in diese Haltung und ermuntere nach einigen Minuten die Kids, sich ohne Worte zu der entspannenden Mama hinzuzukuscheln. Das ist jedes Mal ein berührender Moment, denn man kann sehen, wie die Entspannung der Mamas auch auf die Kinder abfärbt.

- Verschaffe dir ausreichend Platz an einer freien Wand.
- Setze dich nah und mit Blickrichtung zur Wand auf den Boden. Rutsche mit dem Gesäß so nah wie möglich heran und lehne deine Beine ausgestreckt gegen die Wand, während du den Rücken am Boden ablegst. Wenn nötig, justiere noch etwas nach, sodass dein Gesäß nun Kontakt zur Wand hat und deine Beine noch ein wenig näher nach oben zur Zimmerdecke streben.
- Die Beine lehnen nun wie schwerelos an der Wand, dein Blick geht zur Zimmerdecke. Wenn du magst, öffne nun die Arme weit vom Körper und lege sie am Boden ab.
- Schließe deine Augen und entspanne.
- Bleibe so lange in der Übung, wie du möchtest.

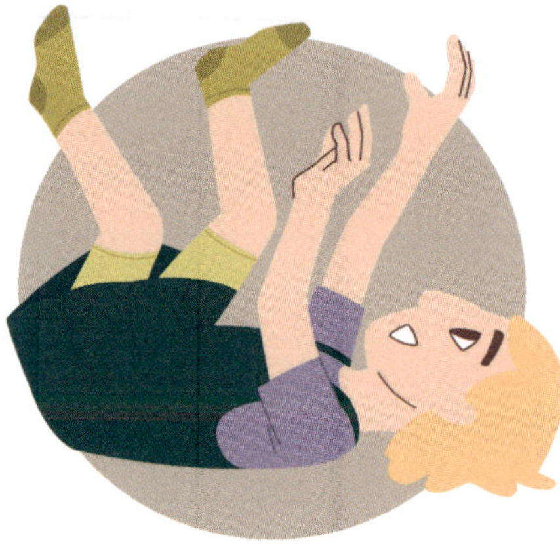

Lachkäfer

Diese Übung habe ich für dich herausgesucht, weil ich glaube, dass du sie lieben wirst. Sie ist lustig und sorgt automatisch für gute Laune. Und nebenbei schüttelst du alles ab, was dich in der Woche beschwert und genervt hat. Verwandle dich in einen ulkigen Käfer!

- Lege dich mit dem Rücken auf den Boden.
- Hebe Arme und Beine Richtung Zimmerdecke. Jetzt bist du ein kleiner Käfer, der auf dem Rücken liegt und mit allen Beinchen strampelt.
- Beginne nun, die Beine und Arme wild zu schütteln, während du gleichzeitig laut lachst. Spüre, wie das Lachen zu Beginn noch komisch wirkt. Doch je länger du lachst, desto natürlicher wird es.
- Schüttle dich und lache, so lange, wie es sich gut anfühlt. Dann lege Beine und Arme wieder am Boden ab und spüre nach. Wetten, du hast nun ein bezauberndes Lächeln im Gesicht?

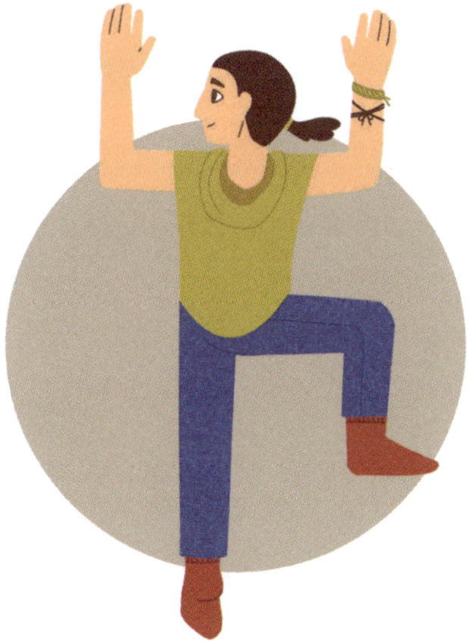

Spiderman-Pose

Rumliegen und einfach nur chillen – aber auf cool. So könnte man die folgende Übung beschreiben. Denn so wie Spiderman an der Wand klebt, entspannst du auf dem Boden. Die Haltung funktioniert am besten in locker sitzenden Klamotten, in denen du dich frei bewegen kannst. Gut, dass wir keinen engen Bodysuit wie Peter Parker tragen müssen!

- Lege dich auf den Bauch.
- Ziehe das rechte Knie heran, sodass es ungefähr im rechten Winkel zum Körper steht.
- Lege die Arme in die Kaktushaltung (Seite 85).
- Drehe den Kopf nach links, sodass du auf der rechten Wange zu liegen kommst.
- Genieße diese ungewöhnliche Drehung für einige Minuten und lass alles Schwere und Unangenehme in den Boden sickern. Halte nirgendwo fest.
- Drehe dann den Kopf wieder zurück und strecke das rechte Bein wieder aus. Wechsle anschließend die Seite, ziehe nun das linke Knie heran und drehe den Kopf nach rechts. Spüre intensiv: Wie fühlen sich die einzelnen Körperseiten jeweils an? Gibt es Unterschiede?

Gemeinsame Yogaübungen für die Us-Time am Wochenende

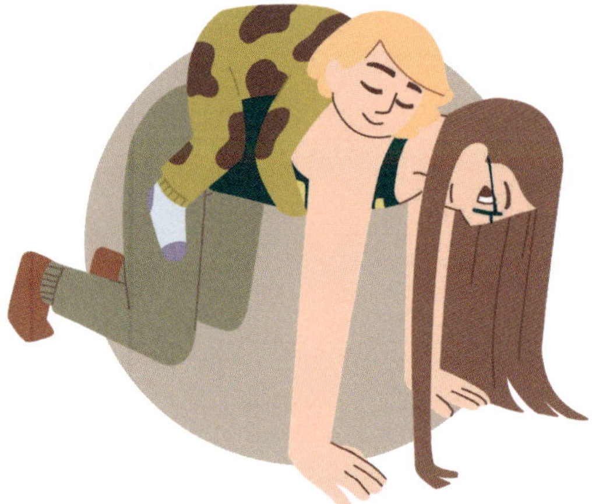

Tierbaby

Sicher müsst ihr euch als Eltern öfter einmal in Tiere verwandeln! Wenn euer Kind das nächste Mal von euch den »Drachenvater« oder die »Affenmama« einfordert, spürt doch einmal die tiefe Berührung und Vertrautheit mit eurem Kind. Wie wunderbar erfüllend es ist, für so ein kleines Wesen da zu sein: beschützend, voller bedingungsloser Liebe. Hier kommt die passende Übung.

- Komme in den neutralen Vierfüßlerstand (Grundhaltung der »Katze«, Seite 48).
- Lasse dein Kind auf deinen Rücken aufsteigen und sich so hinlegen, dass seine Vorderseite sich an deinen Rücken schmiegt. Vielleicht mag dein Kind die Arme um dich schlingen, vielleicht sich an den Schultern festhalten.
- Krabbelt gemeinsam in dieser Haltung im Zimmer umher: du als starkes Elternteil, dein Kind ganz nah an deinem Körper und voller Vertrauen zu dir. Spürt die Wärme, das Schaukeln des anderen. Achte aber auf deine Knie und lege dir gegebenenfalls eine Decke unter.
- Wenn es genug ist, schiebe das Gesäß zu den Fersen und lege deinen Oberkörper auf den Oberschenkeln ab. Das ist die Yogahaltung »Kind«, eine sehr entspannende Position. Kann sich dein Tierbaby auch halten, wenn du im »Kind« bist?

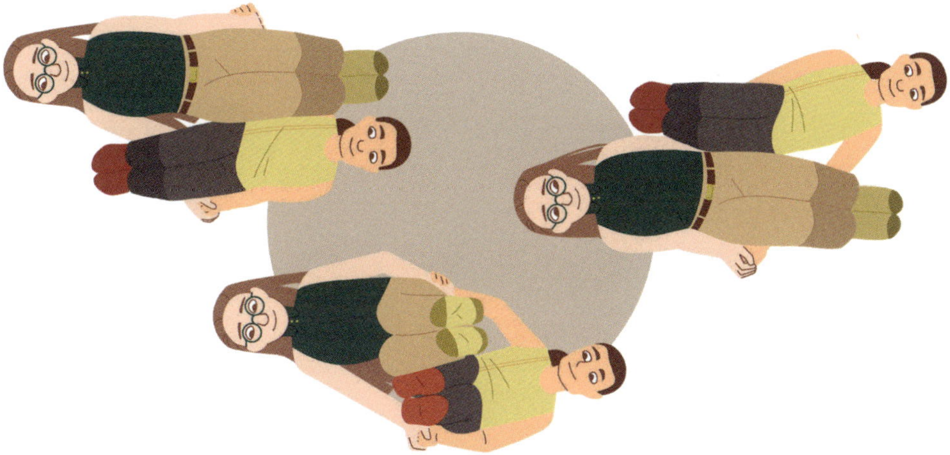

Tower Bridge

Die Tower Bridge ist sicher eine der beliebtesten und gleichzeitig außergewöhnlichsten Übungen aus meinen Eltern-Kind-Yoga-Workshops. Sie ist ideal für Eltern und größere Kinder, denn wenn wir in etwa gleich groß sind, funktioniert das Auf und Zu der »Brücke« einfach reibungsloser. Kleiner Bonus: So ulkig die Übung ist – sie fordert vor allem unsere Bauchmuskeln ganz schön heraus.

- Lege dich mit dem Rücken auf den Boden und stelle die Beine auf. Dein Kind legt sich genauso neben dich, nur platziert es seinen Kopf an deinen Beinen. Ihr liegt nun sehr eng beieinander und eure Hüften sind in etwa auf gleicher Höhe.
- Greife mit deiner innen liegenden Hand durch die aufgestellten Beine deines Kindes und fasse seine außen liegende Hand. Dein Kind tut es dir gleich. Nun liegt ihr Hand in Hand auf dem Boden, die Beine jeweils aufgestellt. Die Füße haben Kontakt zum Boden.
- Macht ein Kommando aus (etwa einen Druck mit der Hand). Auf Kommando hebt ihr gleichzeitig schwungvoll die Beine und schwenkt sie wie eine Zugbrücke zur anderen Seite. Eure Beine haben nun den Platz gewechselt.
- Damit der Schwung nicht abhandenkommt: Schwingt nun ohne Pause für einige Male eure »Zugbrücken-Beine« gemeinsam zur anderen Seite. Macht das so lange, wie es eure Bauchmuskeln zulassen. Und vergesst das Lachen dabei nicht!

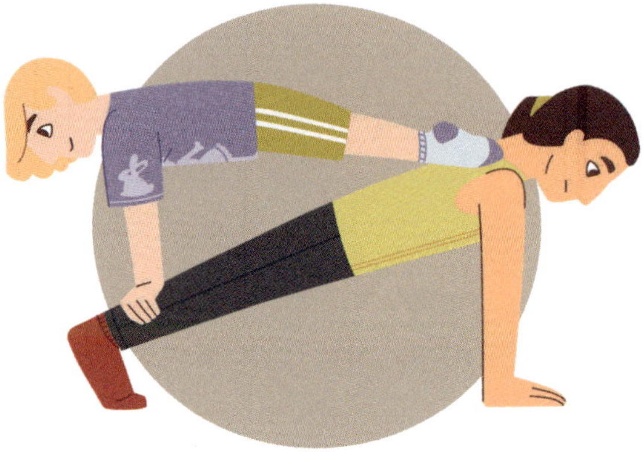

Jenga

Natürlich kennt ihr Jenga – den Wackelturm mit den Holzbausteinen, bei dem man versucht, einzelne Hölzer aus dem Turm herauszuziehen, ohne dass er einstürzt. Wir machen es jetzt auch ein kleines bisschen wie Jenga – und stapeln uns aufeinander. Diese Yogaübung ist fabelhaft für euch, wenn ihr unterschiedlich groß seid. Und auch wenn niemand wie ein Holzbaustein herausgezogen wird: Diese Übung aus dem akrobatischen Yoga (Acro Yoga) verlangt von euch Stärke, entlohnt euch aber mit jeder Menge gemeinschaftlicher Power!

- Der*die Größere von euch kommt in die Position »Brett«. Drücke dich dafür aus der Bauchlage nach oben. Stelle die Zehen dabei kraftvoll auf und schiebe die Fersen nach hinten. Die Bauch- und Schultermuskeln sind fest. Der ganze Körper befindet sich nun in einer Linie, so stabil wie ein Holzbaustein.
- Der*die Kleinere kommt nun ebenfalls in diese Position – auf dem unteren »Holzbaustein«. Umfasse mit den Händen die Waden deiner Schwester oder deines Bruders und steige in Blickrichtung ihrer*seiner Füße so auf ihren*seinen Körper, dass deine Füße auf dem Rücken oder den Schultern aufgestellt zu liegen kommen. Spanne deinen gesamten Körper an, drücke die Arme kraftvoll durch.
- Habt ihr noch eine*n kleinere*n Partner*in? Der*die darf auch auf euch thronen.
- Haltet die Jenga-Anordnung für einige Atemzüge, dann löst euren »menschlichen Turm« langsam auf, indem ihr vorsichtig vom*von der Partner*in absteigt und die Füße wieder auf den Boden stellt.

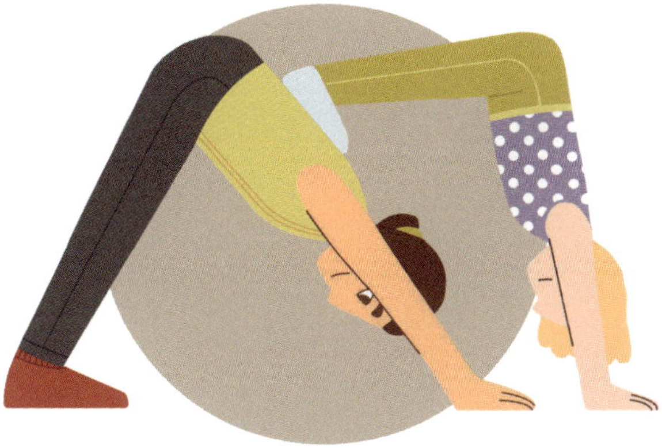

Zwei Hunde

Ihr wollt noch mehr akrobatisches Yoga? Kriegt ihr! Diese Übung ist ähnlich – und doch anders. Denn diesmal steigen wir von der Position »Hund« aufeinander. Auch hier benötigt ihr eine ordentliche Portion Stärke und die Gewissheit, aufeinander vertrauen zu können.

- Der*die Größere von euch nimmt die Haltung »Hund« ein (Seite 50) und bleibt für die gesamte Übung darin.
- Der*die Kleinere von euch stellt sich aufrecht hin, und zwar ganz nah vor den »Hund« des*der anderen, mit Blickrichtung weg von ihm. Beuge die Beine und lege die Hände auf den Boden. Verlagere das Körpergewicht auf den Schultergürtel und die Arme, sodass du nun ein Bein vom Boden heben und den Fuß auf dem Rücken des »Hundes« abstellen kannst. Dann löse auch den anderen Fuß vom Boden und stelle den Fuß neben dem anderen am Rücken ab. Du bist nun in einer Art »halbem Handstand« mit den Füßen auf dem (je nach deiner Größe) unteren Rücken des*der anderen.
- Bleibt hier für einige Atemzüge. Vielleicht wollt ihr euch freundlich anschauen? Oder versuchen, gemeinsam einige kleine Hundeschritte zu machen? Wollt ihr zusammen bellen? Nur zu, tut all das, wonach euch in der Doppelhund-Haltung ist!
- Löst die Haltung auf, indem der*die obere von euch mit gegrätschten Beinen vorsichtig abspringt und so mit den Füßen wieder zum Boden kommt.
- Spürt nach und tauscht euch aus, was ihr bei dieser Acro-Yoga-Haltung gemeinsam empfunden habt.

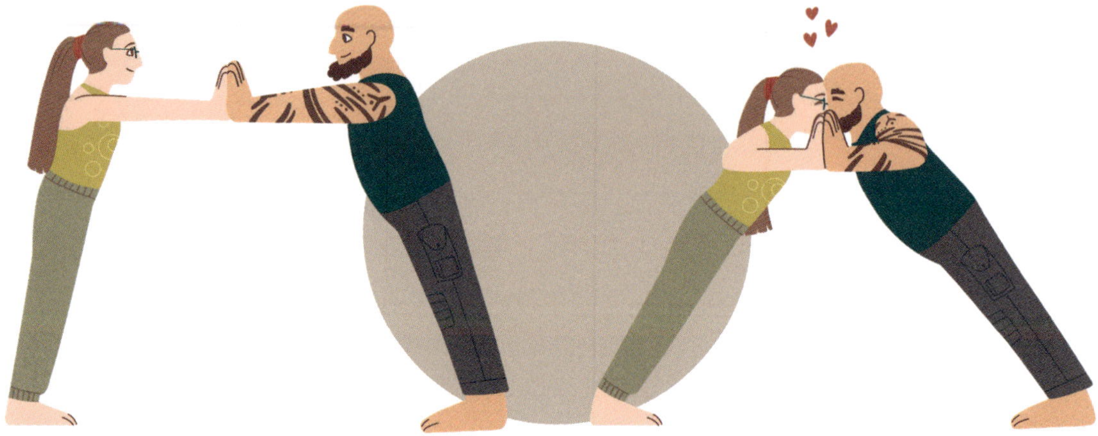

Ladestation

Das Wochenende sollte auch dazu da sein, einmal einen empathischen Blick auf den*die Partner*in zu richten. »Wie geht es dir?«, »Womit kann ich dir etwas Gutes tun?« – das wären liebevolle Fragen. Wie wäre es, sich beim Partneryoga einmal ohne Worte zu begegnen? Wir machen gemeinsame Push-ups! Diese Übung ist für beide kräftigend und sie versiegelt die gemeinsame Anstrengung mit einem Kuss.

- Stellt euch mit dem Abstand von einer Yogamatte einander gegenüber.
- Streckt die Arme in Schulterhöhe aus und legt eure Handflächen aneinander.
- Gebt Gewicht in eure Hände und lehnt euch so gegen eure*n Partner*in. Die Arme sind hierbei kraftvoll ausgestreckt. Der ganze Körper ist angespannt.
- Beugt nun in dieser Gewichtsverlagerung gemeinsam eure Arme. Eure Köpfe kommen sich nah, sodass ihr euch küssen könnt. Dann streckt die Arme und drückt euch voneinander weg.
- Wiederholt die gemeinsamen Push-ups für einige Male – und vergesst nicht, euch zu küssen!
- Löst dann die Hände voneinander und schüttelt die Arme aus. Bedankt euch beieinander für die Tatsache, dass ihr gemeinsam Anstrengungen bewältigen könnt.

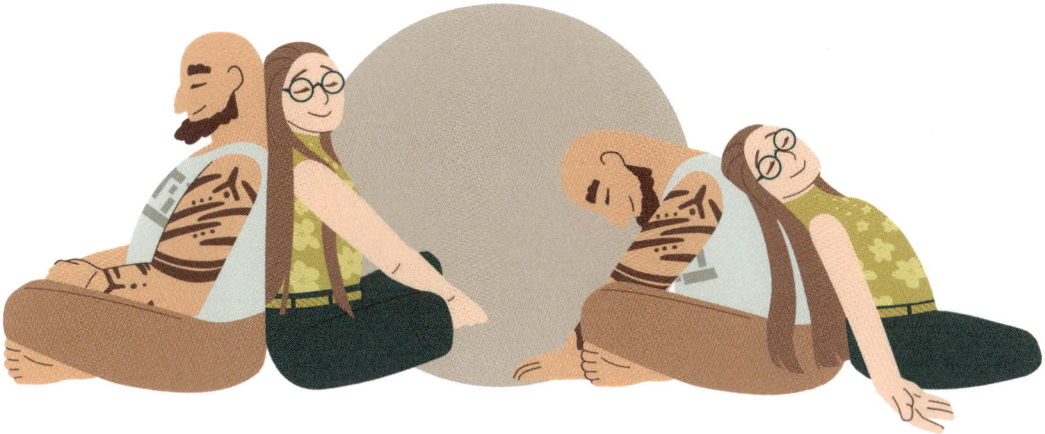

Rücken an Rücken

Bei der folgenden Übung geht es gemächlicher zu. Sie besteht aus einem statischen und einem dynamischen Part. Entscheidet selbst, welchen Teil ihr lieber mögt. Hier geht es allein ums Spüren, um die Verbindung mit dem*der anderen. Genießt diese wunderbare Kohärenz eures Atems!

- Setzt euch Rücken an Rücken, am besten in den Schneidersitz, und lehnt euch sanft gegeneinander. Vom Gesäß bis zu den Schultern sollten eure Rückseiten nun in Kontakt zueinander sein.
- Schließt eure Augen. Erspürt die Wärme, die von eurem*eurer Partner*in ausgeht. Erspürt auch seine*ihre Atemräume. Spürt ihr den Atem des*der anderen, seine*ihre Ein- und Ausatmung? Könnt ihr eure Atmung vielleicht synchronisieren und so gemeinsam ein- und ausatmen?
- Wenn ihr mögt, könnt ihr nun ein wenig Dynamik in die Übung hineinbringen. Vielleicht mag sich intuitiv der*die eine von euch nach vorn Richtung Beine beugen. Der*die andere folgt – denn die Verbindung der Rücken soll ja beibehalten werden – und kommt dadurch automatisch in eine leichte Rückbeuge. Wechselt sanft zwischen Vor- und Rückbeuge und entscheidet gemeinsam über die Intensität.
- Wenn ihr die Übung beenden wollt, kommt erst wieder achtsam zur statischen Variante zurück.
- Löst dann die Verbindung eurer Rückseiten. Bedankt euch beieinander für die Tatsache, dass ihr euch blind vertrauen könnt.

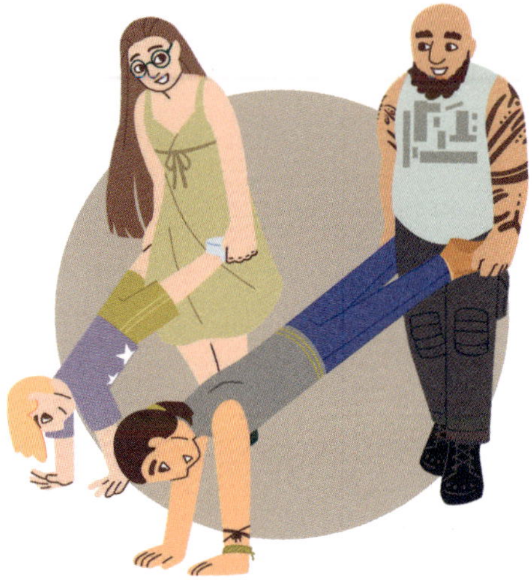

ALLE

Schubkarre

Wetten, ihr habt diese Übung seit Ewigkeiten nicht mehr praktiziert? Bei mir ist es Jahrzehnte her, seitdem ich als Achtjährige auf dem sechsten Geburtstag meines Cousins mit Onkel Matthias am Schubkarrenrennen durchs Wohnzimmer teilnahm. Die Schubkarre ist eine fast vergessene Kinderparty-Übung, die wir jetzt ganz feierlich gemeinsam entstauben wollen. Denn sie ist nicht nur ulkig, sondern sie stärkt ganz famos unsere Arm- und Schultermuskulatur sowie den Gleichgewichtssinn. Partner*in auswählen und dann geht's los!

- Komme mit den Händen zum Boden. Dein* Partner*in positioniert sich hinter dich, greift deine Waden und löst deine Beine vom Boden. Mach deinen Körper ganz fest und beginne nun, dich aus der Kraft der Schultern, Arme und Hände nach vorn zu bewegen. Dein* Partner*in bewegt sich, deine Waden festhaltend, mit dir mit. Wenn du eine Pause brauchst, lege dich einfach in die Bauchlage ab. Danach wird gewechselt – so gut es eben geht!
- Lustig ist natürlich ein Rennen mit anderen Schubkarren-Familienmitgliedern. Dazu positioniert euch paarweise an eine festgelegte Startlinie. Und – auf die Plätze, fertig, los geht es mit der menschlichen Schubkarre ins Ziel! Der Sieger darf allen Teilnehmer*innen ein Kompliment schenken.

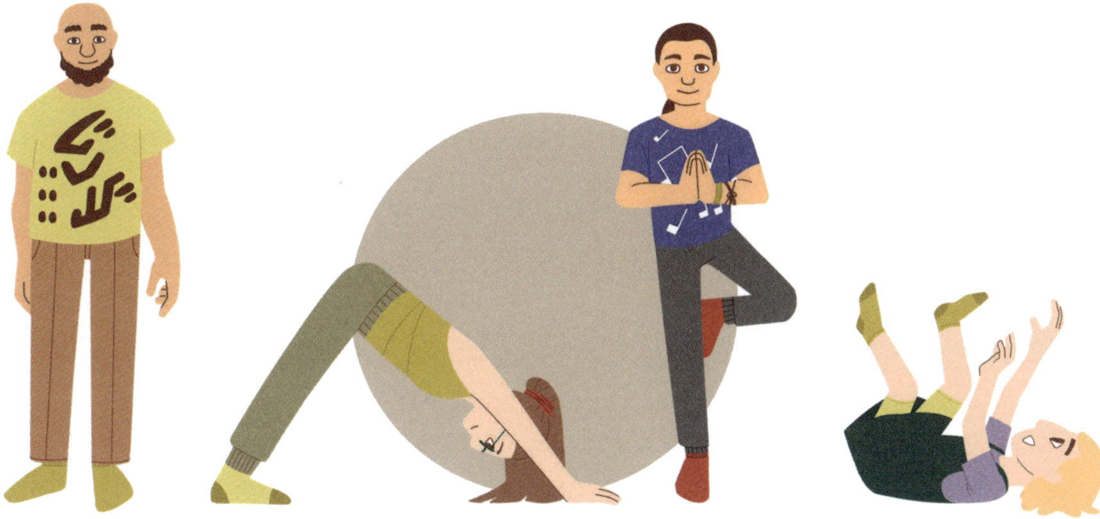

Ja, Nein, Vielleicht

In unserem Familienalltag gibt es Fragen, die wiederholen sich sehr häufig. »Hast du deine Hausaufgaben schon gemacht?«, »Wird es heute noch regnen?« oder »Willst du heute Abend Pizza essen?« sind nur drei einfache Beispiele. Wie wäre es, einmal anstelle von gesprochenen Antworten den Körper sprechen zu lassen? Und zwar mit Yogaübungen! So wird die tägliche Kommunikation in eurer Familie gleich viel lustiger – und ganz nebenbei habt ihr euch gemeinsam bewegt!

- Positioniert euch im Raum und bestimmt jemanden, der die Fragen stellt. Dann einigt euch auf drei Yogaübungen, die anstelle von Antworten eingenommen werden. »Ja« könnte der »Hund« (Seite 50) sein, »Nein« der »Lachkäfer« (Seite 136) und »Vielleicht« der »Baum« (Seite 64).
- Nun beginnt der*die Fragesteller*in mit dem Fragen. Also zum Beispiel: »Möchtet ihr heute Abend ins Kino gehen?« Die übrigen Familienmitglieder nehmen nun als Antwort ihre Haltung ein, also den »Hund« für »Ja« und so weiter.
- Der*die Fragesteller*in stellt einige Fragen. Danach ist jemand anderes an der Reihe. Ihr könnt auch drei neue Yogahaltungen als mögliche Antworten auswählen.

ALLE

Rituale für ein gelungenes Wochenende

Waldbaden

Meine beste Freundin Tanja und ihre Familie leben ein ganz schön wuseliges Großstadtleben. Sie und ihr Mann arbeiten viel, haben lange Arbeitswege und oft recht umfangreiche Projekte auf dem Schreibtisch. Ihre zwei Kids sind in der Pubertät und bewältigen das emotionale Tohuwabohu dieser Zeit mit ganz unterschiedlichen Strategien. Da bleibt unter der Woche nicht viel Zeit für gemeinsame Erlebnisse. Und dennoch praktizieren die vier seit Jahren ein wunderbar verbindendes Ritual: Am Sonntag geht's für Tanja und ihre Familie raus in die Natur. Im Grünen wird spaziert, manchmal gepicknickt, geklettert und erforscht – und immer miteinander geredet. Ich finde es unglaublich großartig, wie konsequent die vier sich ihre gemeinsame Zeit reservieren. Sogar die Teenies genießen die Möglichkeit, die Natur mit allen Sinnen zu erleben, aber auch, über Sorgen und Nöte zu sprechen, die sie unter der Woche hatten und für deren Anschauen womöglich die Zeit fehlte.

Warum fällt es uns in der Natur leichter, zur Ruhe zu kommen? Die Antworten hierauf sind vielfältig, führen jedoch alle scheinbar zu einem Ergebnis: In der Natur fühlen wir uns aufgehoben und frei. Das Schauen ins Grüne entspannt unsere Augen und den stressgeplagten Geist. Wandern, Spazieren oder Waldbaden, wie es die Japaner seit Anfang der Achtzigerjahre mit Shinrin Yoku propagieren, entspannt uns. Diese Entspannung ist nicht nur so salopp dahergesagt, sondern mittlerweile wissenschaftlich mehrfach erwiesen. So stärken regelmäßige Spaziergänge im Wald unser Immunsystem nachweisbar, und zwar durch die Aktivierung körpereigener Killerzellen.[39]

Die Bewegung an der frischen Luft hat auch positive Auswirkungen auf Herz und Hormone: Die Ausschüttung von Adrenalin wird reduziert. Und natürlich nehmen wir bei einem Spaziergang reichlich Sauerstoff auf, was wiederum unserer Durchblutung zugutekommt und letztendlich auch dafür sorgt, dass wir später entspannt einschlafen können. In diesem Zusammenhang sei auch auf das Tanken von natürlichem Tageslicht verwiesen, das uns mehr als nur Vitamin D liefert. Mit seinem ausgeglichenen Frequenzbereich ist Tageslicht in der Lage, den Körper zu harmonisieren und unsere Zellen mit

Energie zu versorgen. Davon können wir nur profitieren, sind wir doch durch Handykonsum, Bildschirmarbeit und abendliches »Netflixen« am Tablet fast ausschließlich dem Kunstlicht ausgesetzt.

Gerade auch für Kinder hält die Natur Reize bereit, die sie in ihrer Entwicklung gut brauchen können. Der renommierte Hirnforscher Gerald Hüther und der Kinderarzt Herbert Renz-Polster sprechen von der Natur als einem unermesslichen Quell für Kids, der ihnen unter anderem Freiheit, Widerstandsfähigkeit und Verbundenheit vermittelt.[40]

Nun fragst du dich sicher schon die ganze Zeit: »Das ist ja alles gut und schön, und wir Erwachsenen genießen auch die Waldspaziergänge immer sehr. Aber wie, um Himmels willen, sollen wir die Kids davon überzeugen, dass es im Wald nicht unendlich laaangweilig ist?« Meine Antwort lautet hier: Es kommt darauf an, was ihr draus macht. Natürlich könnt ihr Erwachsenen beim Spaziergang die Zeit dazu nutzen, emsig zu schreiten und Erwachsenengespräche zu führen, während die Kids gelangweilt hinter euch her traben. Ihr könnt den Wald aber auch als Raum betrachten, in dem Wunderbares geschehen kann. Einen Raum, in dem wir uns vielleicht einmal anders als gewohnt – womöglich nämlich achtsamer, aufmerksamer, leiser – bewegen. Und plötzlich ist Spazierengehen nicht mehr laaangweilig, sondern ein riesiges Abenteuer. Du zweifelst noch? Lies selbst: Hier kommen ein paar ganz konkrete Anregungen fürs achtsame Naturerkunden mit allen Sinnen:

- **Barfuß laufen** vermag es, unsere Empfindungen völlig neu zu justieren. Es fühlt sich fast ein bisschen verboten an, so ungewohnt ist es für uns – und dabei eigentlich doch so natürlich! Also: Zieht die Schuhe im Wald aus und geht über Moos, kleine Steinchen und den duftig weichen Weg. Erspürt, wie eure – sonst immer gut eingepackten – Fußsohlen wach gekitzelt werden. So sorgt ihr nicht nur für eine ganze Armada an neuen Reizen für die Füße und das Gehirn, sondern auch für eine wunderbare Erdung. Gerade wenn wir barfuß durch unbekanntes Terrain laufen, schärfen sich nämlich unsere Sinne und wir gehen automatisch langsamer, bewegen uns behutsamer. Dies allein sorgt schon dafür, dass aus dem unbewussten Spaziergang eine kleine Gehmeditation wird. Zudem erleben wir unmittelbar, wie der Boden uns trägt. Barfuß laufen im Wald klappt auch im Herbst und sogar im Winter: Es können auch nur wenige Meter durch frischen Neuschnee sein, die für ein wirkliches

Aha-Erlebnis sorgen werden. Und der kurze Kältereiz sorgt wiederum ebenfalls für einen Energiekick. Es muss ja nicht gleich ein ganzes Eisbad à la Wim Hof sein.[41] **Wichtig:** Nehmt euch ein Handtuch und extrawarme Socken mit, in die ihr danach mit trocken gerubbelten Füßen hineinschlüpft! Tipp für alle, die auf »fußsicheren« Pfaden wandeln wollen: Es gibt einige Barfußwanderwege und Barfußparks in Deutschland, zum Beispiel in Berlin vor der Haustür den Barfußpark in Beelitz-Heilstätten.

- Pssst, stellt die Magie auf »on«: Der Wald regt nicht nur unsere Sinne an, sondern er kann auch **unserer Fantasie Flügel verleihen**. Und es ist nicht schwierig, sich vorzustellen, dass im oder unter unserem bekannten Wald zahlreiche kleine Wesen wohnen, die sich nur denen zeigen, die sich ganz aufmerksam durchs Gehölz bewegen. Also schaut doch einmal, ob ihr Anzeichen für die Anwesenheit von kleinen Kobolden, winzigen Feen oder geheimen Botschaften findet. Seht ihr das Spinnennetz, das durch den Tau so kunterbunt schimmert? Könnten dies nicht auch magische Flügel sein, die hier zum Trocknen hängen? Seht ihr die vielen Eingänge am Fuße der Bäume? Wer mag hier ein- und ausgehen? Wohin gelangt man wohl durch diese geheimen Eingänge? Womöglich zu einem eigenen Reich unter dem Wald? Wer den Wald aus dieser fantastischen Perspektive wahrnimmt, wird eine geheimnisvolle Welt entdecken und ihn ab da anders wahrnehmen. Kindern gelingt der Übergang in diese Fantasiewelt Gott sei Dank noch viel leichter. Bitte, bitte, lasst euch Erwachsenen da unbedingt von den Kleinen mitnehmen (und das eigene innere Kind wieder aus dem Tiefschlaf befreien). Es wäre doch schade, wenn ihr das Zauberreich verpassen würdet!
- Im Wald gibt es so unendlich viel zu erkunden! Zum Beispiel die unterschiedlichen Texturen: Seidenweiches Moos, duftende Tannenzapfen, Blütenblätter, Hagebutten und schwebende Bucheckern sind nur einige Materialien, die unbedingt darauf warten, von uns berührt zu werden! Sprecht über das, was ihr auf und abseits der Wege findet. Sammelt einige der schönsten Dinge und nehmt sie mit nach Hause. Und vielleicht beendet ihr euren Ausflug in den Wald mit einer kleinen, gemeinsamen Zeremonie zu Hause: Aus den gesammelten Materialien könnt ihr auf dem Fußboden des Wohnzimmers ein wunderschönes **Natur-Mandala** legen. Jeder darf mitgestalten und die Dinge anordnen – etwa zu einem Kreis oder einer Spirale. Oder kreuz und quer. So bleibt der magische Moment des Waldspaziergangs vielleicht noch bis in die nächste Woche hinein erhalten. Und allein der Anblick eures Natur-Mandalas funktioniert dann wie ein Anker, der euch mit eurer gemeinsam gemachten positiven Erfahrung verbindet. Und euch hoffentlich ein Lächeln ins Gesicht zaubert.

Essen fängt beim Kochen an

Sicher nehmt ihr am Wochenende eure Mahlzeiten gemeinsam ein. Wie wäre es aber einmal, den Fokus nicht nur aufs Essen, sondern auf das Zubereiten zu legen? Vielleicht sind es die Kinder, die sich für den Sonntagabend ein bestimmtes Lieblingsgericht wünschen. Statt die Kids bestmöglich von der Küche fernzuhalten, um das Chaos so gering wie möglich zu halten und sie daher nur zum Tischdecken einzuspannen, versucht doch mal Folgendes: Die Kids sind für das Essen verantwortlich und helfen, wo sie eben können. Vielleicht sind sie gerade im Leselernalter und möchten das Rezept vorlesen. Oder sie wiegen Zutaten ab, pinseln die Gratinform ein, waschen den Salat oder pressen Zitronen aus. Und ja, vielleicht decken sie auch den Tisch und dekorieren ihn für diesen Anlass heute einmal besonders festlich (zum Beispiel mit den Materialien vom Natur-Mandala?). Wenn alles auf dem Tisch steht, nehmt euch einen kleinen Moment: Vielleicht mag jeder kurz sagen, wofür er heute dankbar war. Oder aber ihr einigt euch darauf, den allerersten Bissen vom gemeinsamen Essen mit geschlossenen Augen und ganz achtsam zu genießen. Guten Appetit!

Mit Haustieren entspannen

Hund und Katze sind echte Stresskiller und entspannen unser Gemüt. Schon ein zehnminütiges Streicheln hat Studien zufolge positive Auswirkungen auf unseren hormonellen Stressausstoß![42] Also, ran ans Tier! Ob du dein Haustier beim Schlafen beobachtest oder ausgiebig mit ihm kuschelst: Die Beschäftigung mit dem lieben Hund oder der schmusigen Katze sorgt dafür, dass wir mit den Gedanken vom stressigen Alltag abschweifen und in eine Art Flow kommen. Dieser wiederum ist unter den Yogis sozusagen der Goldzustand: Wenn wir in eine Tätigkeit so vertieft sind, dass sie ganz mühelos erscheint und wir dabei pures Glück empfinden. Und Hund und Katz sind doch Glück mit Fell!

Schau nach innen - Bodyscan

Am Ende des Buches hast du dir eine großartige Übung »verdient«: den Bodyscan. Während du liegst, wanderst du im Geiste nacheinander zu sämtlichen kleinen und großen Körperteilen und entspannst sie. Diese Übung wirkt wie ein kleiner Mittagsschlaf, an dessen Ende wir uns wirklich von Kopf bis Fuß entspannt fühlen.

Da der Bodyscan am besten funktioniert, wenn du die Augen geschlossen hast, habe ich diese Entspannungsübung für dich eingesprochen. So kannst du sie anhören und genießen.

Ein paar letzte Worte

Yes, du bist am Ende angekommen! Und ich hoffe sehr, allein das Lesen, Üben, das bewusste Atmen, Reflektieren und Spüren hat dir ein bisschen Freude bereitet. Und es hat dir auch wieder in Erinnerung gerufen, was für eine großartige Lebensform Familie ist. Wie faszinierend es ist, dass alle unterschiedlich sind! Und wie wichtig es ist, eben nicht alle kleinen (und großen) Mitmenschen nach den eigenen Wünschen formen zu wollen. Vielmehr ist es an uns, ihnen die größtmögliche Freiheit zu geben, damit sich jeder bestmöglich entfalten kann.

So will ich auch den Yoga und meinen Beitrag verstanden wissen. Yoga – und gerade Kinderyoga – darf immer nur ein Angebot, eine Inspiration sein. Jede Übung, jede noch so lustige Idee, jeder Impuls ist ein Angebot. Das darf angenommen werden, wenn es individuell passt, aber genauso gut auch adaptiert oder komplett über den Haufen geworfen werden. Ihr kennt euch selbst am allerbesten, ihr wisst, was jeder von euch braucht. Und danach dürft ihr handeln, nicht danach, ob etwas in einem Buch steht.

Dennoch freue ich mich natürlich wie ein Schnitzel, wenn die eine oder andere Übung für »Hurra«-Rufe in eurer Familie sorgt. Wenn ich euch mit den in diesem Buch vorgestellten Angeboten inspirieren konnte. Ich bin richtig glücklich, wenn du dank der einen oder anderen Frage, die ich in *Ich zähle jetzt bis Ommm* an dich gerichtet habe, etwas klarer siehst. Sämtliche Übungen, Impulse und Rituale in diesem Buch sind mir selbst als »Suchende« im Lauf der Zeit untergekommen. Ich habe sie ausprobiert, getestet, womöglich etwas verändert, als hilfreich eingestuft und schließlich verinnerlicht. Und jetzt schenke ich sie dir. Auch hier ist es mir wichtig, dir noch einmal zu sagen, dass ich, wie jede*r von uns, immer weiterhin auf dem Weg bin. Ich bin weder erleuchtet noch megaausgeglichen (frag mal meinen Mann!) und daher ist es mir so wichtig, mit dir auf Augenhöhe zu kommunizieren.

Ich freue mich wahnsinnig über dein Feedback zu meinem Buch! Schreib mir gern, wie es dich begleitet hat und welche Impulse ihr – du und deine Familie – aus *Ich zähle jetzt bis Ommm* mitnehmt. Du erreichst mich unter mail@andreahelten.de.

Rock on & Namaste, Andrea

Quellen

1 Workbook zum zertifizierten Potentialentfaltungscoach nach Gerald Hüther, S. 14, younity, 2022

2 https://www.duden.de/rechtschreibung/Familie, abgerufen am 17.10.2022

3 https://www.ifd-allensbach.de/fileadmin/studien/7141_Vorwerk_Familienstudie_2006.pdf, abgerufen am 17.10.2022

4 siehe auch https://editionf.com/almut-schnerring-care-arbeit-macht-gesellschaftliches-miteinanderueberhaupt-erst-moeglich/, abgerufen am 16.10.2022

5 https://editionf.com/Jede-Mutter-ist-eine-Working-Mom/, abgerufen am 11.10.2022. An dieser Stelle sei auch auf die kontroverse Diskussion um Mirna Funk und ihr Plädoyer »Who cares« verwiesen. Darin stellt Funk ihre eigene Biografie als alleinerziehende Mutter in den Mittelpunkt, prangert die für sie nicht existente Geschlechterungleichheit an und appelliert an weibliche Selbstwirksamkeit: Frauen müssten nicht erst darauf warten, dass gesellschaftliche Strukturen verändert werden, sondern einfach ihre Freiheit leben.

6 Svenja Gräfen, *Radikale Selbstfürsorge. Jetzt! Eine feministische Perspektive*, 2021, Eden Verlag

7 https://www.impulse.de/management/personalfuehrung/lange-arbeitszeiten/3549329.html, abgerufen am 01.10.2022

8 https://www.spiegel.de/wissenschaft/medizin/mehrheit-der-deutschen-geht-trotz-krankheit-zur-arbeit-auch-mit-corona-a-faea0d64-ec42-468f-91f2-1edd6b7b354b, abgerufen am 17.10.2022

9 https://www.rki.de/DE/Content/Gesundheitsmonitoring/Studien/Adipositas_Monitoring/Psychosoziales/HTML_Themenblatt_Stressbelastung.html, abgerufen am 01.10.2022

10 https://www.uke.de/allgemein/presse/pressemitteilungen/detailseite_116483.html

11 https://leitbegriffe.bzga.de/alphabetisches-verzeichnis/stress-und-stressbewaeltigung/, abgerufen am 15.09.2022

12 Gerald Hüther, Mit Freude lernen ein Leben lang. 2016, Vandenhoeck und Ruprecht, S. 77 ff.

13 https://leitbegriffe.bzga.de/alphabetisches-verzeichnis/stress-und-stressbewaeltigung/, abgerufen am 15.09.2022

14 vgl. Gerald Hüther, der vom Lösen der Verwicklungen spricht, auf dem Weg zu wahrer Entwicklung, zum Beispiel hier: https://www.youtube.com/watch?v=raY8QW_527s, abgerufen am 17.10.2022

15 https://www.rki.de/DE/Content/Gesundheitsmonitoring/Studien/Adipositas_Monitoring/Psychosoziales/HTML_Themenblatt_Stressbelastung.html, abgerufen am 14.09.2022

16 https://www.aerzteblatt.de/nachrichten/100260/Stress-bei-Muettern-kann-zu-Uebergewicht-bei-Kindern-fuehren, abgerufen am 17.10.2022

17 https://www.deutschlandfunk.de/augenheilkunde-stress-kann-zu-sehstoerungen-fuehren-100.html, abgerufen am 17.10.2022

18 https://www.heartofyoga.com/desikachar, abgerufen am 17.10.2022

19 Claudia Engel, *Scheiß auf die Glücksfee! Ich mach das jetzt selbst*, 2021, mvg Verlag, S. 121

20 »Don't Look Back in Anger«, geschrieben von Noel Gallagher, Oasis vom Album *(What's the story) Morning Glory?*, 1995, Creation Records

21 Vgl. Pepe Peschel, *Meine innere Uhr*, 2021, Humboldt Verlag, S. 16

22 Pepe Peschel, *Meine innere Uhr*, 2021, Humboldt Verlag, S. 40

23 Ralph de la Rosa, *Don't Tell Me To Relax. Emotionale Resilienz in turbulenten Zeiten*, 2021, Verlag Fischer & Gann, S. 56

24 Lukas Graham, »7 Years«, geschrieben von Lukas Forchhammer, Stefan Forrest, Morten Ristorp, Morten Pilegaard, 2015, Kopenhagen Records/Warner Brothers

25 Ein EFT-Video findest du zum Beispiel hier: https://www.youtube.com/watch?v=X7xWp62N64E, abgerufen am 19.10.2022

26 vgl. Max Gotzler, *Biohacking, Optimiere dich selbst*, 2018, riva Verlag, S. 100

27 https://www.lifespan.io/topic/mitochondrial-dysfunction/, abgerufen am 19.10.2022

28 https://www.fr.de/panorama/immer-jung-13541171.html, abgerufen am 19.10.2022

29 https://www.frontiersin.org/articles/10.3389/fpubh.2019.00376/full, abgerufen am 19.10.2022

30 Robert Schleip, Johanna Bayer, *Faszien-Fitness*, 2015, riva Verlag, S. 83 ff.

31 vgl. Max Gotzler, *Biohacking, Optimiere dich selbst*, 2018, riva Verlag, S. 142

32 https://www.zeit.de/zett/2016-08/was-tagtraeume-in-uns-bewirken-koennen?utm_referrer=https%3A%2F%2Fwww.google.com%2F, abgerufen am 10.10.2022

33 B. K. S. Iyengar, *Licht auf Yoga*, 2010, Nikol Verlag, S. 218

34 https://www.apa.org/news/press/releases/2015/04/grateful-heart, abgerufen am 20.10.2022

35 https://emmons.faculty.ucdavis.edu/gratitude-and-well-being/, abgerufen am 20.10.2022

36 https://www.quarks.de/gesundheit/darum-sind-beruehrungen-so-wichtig/, abgerufen am 20.10.2022

37 https://www.youtube.com/watch?v=-uYZTjmt368, abgerufen am 20.10.2022

38 Carmen Kindl-Beilfuß, *Fragen können wie Küsse schmecken. Systemische Fragetechniken für Anfänger und Fortgeschrittene*, 2015, Carl-Auer Verlag, S. 129 f.

39 Regina Bestle-Körfer, *Waldbaden mit Kindern*, 2020, Herder Verlag, S. 10

40 Gerald Hüther, Herbert Renz-Polster, *Wie Kinder heute wachsen. Natur als Entwicklungsraum*, 2013, Beltz Verlag, S. 43 ff.

41 vgl. Wim Hof, Koen de Jong, *Nie wieder krank. Gesund, stark und leistungsfähig durch die Kraft der Kälte*, 2018, riva Verlag

42 https://www.gq-magazin.de/lifestyle/artikel/haustiere-streicheln-baut-stress-studie-bestatigt-was-wir-schon-lange-wussten, abgerufen am 20.10.2022

Stichwortverzeichnis

Verzeichnis der Übungen und Rituale

Danke

Ich danke in allererster Linie meiner Familie, dass sie mir den Rücken freigehalten hat, um ein weiteres, drittes Buch zu schreiben. Es ist nicht selbstverständlich – und sicher nicht immer einfach für mein Umfeld, wenn ich mich mit einem gegrummelten »Ich muss schreiben« mal wieder ins Arbeitszimmer verzogen habe. Daher gilt euch, Frank und Marisol, mein allergrößter Dank, auch dafür, dass ihr mir immer den größtmöglichen Freiraum zur Entfaltung gewährt. Ihr beide seid pures Glück für mich.

Marisol, du hast den Grundstein für vieles Neue in meinem Leben gelegt. Du führtest mich mit deinen wenigen Menschenjahren ganz spielerisch an Kinderyoga heran, sodass ich erst dank dir meinen Weg als Eltern-Kind-Yogalehrerin sehen konnte. Was für ein phänomenales Geschenk du mir damit gemacht hast! Ganz unwissentlich, nur dadurch, dass ich dich auf der Yogamatte einfach tun gelassen habe.

Und Franky, danke, dass du mich stets mit einem liebevollen und einem kritischen Auge siehst. Und dafür, dass du mich in meinen vielen Ideen und Projekten unterstützt – und wir dennoch so viele Wege gemeinsam gehen.

Ich habe mir im Zuge des Schreibens sehr viele Gedanken über Frauen und den öffentlichen Diskurs um Care-Arbeit und ums Muttersein gemacht. Ich habe viel recherchiert, viel gelesen. Ich danke mutigen Frauen wie Tijen Onaran, Kaja Andrea oder Tara-Louise Wittwer, die sich auf unterschiedliche Art und Weise starkmachen gegen Vorurteile und Erwartungen. Ich danke der Autorin Mareike Fallwickl, die sich intensiv dafür einsetzt, dass weibliche und diverse Erzählstimmen in der Belletristik mehr Gehör finden. Das Lesen ihres Buches *Die Wut, die bleibt* hat mich während des eigenen Schreibprozesses stark berührt.

Mein Dank geht an meine besten Freundinnen, allesamt Mütter und großartige Frauen, die ich aus tiefstem Herzen bewundere: Tanja, Tina, Sigi, Jutta, Inga und Sandra. Ihr rockt, jede auf ganz eigene Weise!

Ich danke meiner großartigen Lektorin Susanne Beinvogl, mit der ich nun schon zum zweiten Mal zusammenarbeiten durfte. Danke an Susanne Schneider für ihre gründliche Durchsicht des Manuskripts und die wunderbar aufmunternden Worte. Und danke an den riva Verlag, dass ihr nun schon das dritte Buch mit mir realisiert und immer an mich glaubt! Außerdem ein großes Danke an Katharina Borgs, die für die bezaubernden und bunten Familienillustrationen verantwortlich ist.

Ich danke allen Frauen, mit denen ich bis jetzt in meinen Online- und Offlineausbildungen zusammenarbeiten durfte. Über den Yoga hinaus entstanden immer magische Frauengemeinschaften, die ihr Licht in die Familien und zu unseren Kindern trugen.

Und last, but not least danke ich dir, liebe*r Leser*in, dass du bereit bist, den Funken für ein freudvolles Familienleben zu entzünden!

Über die Autorin

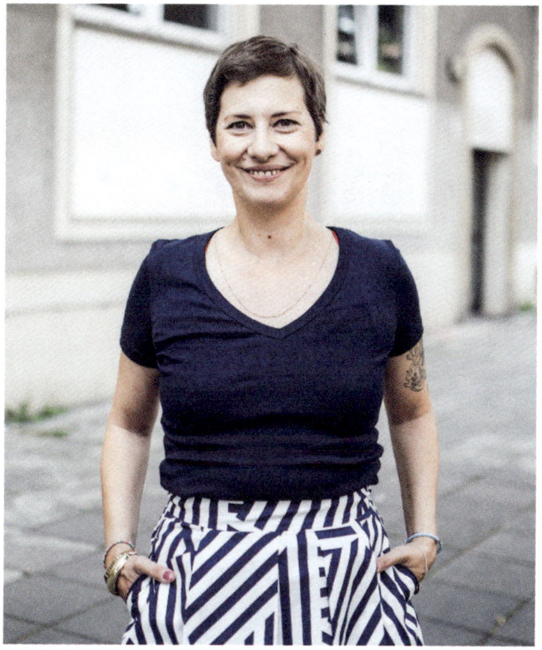

Andrea Helten hatte bereits eine lange berufliche Reise durchs rockige Musikfernsehen hinter sich, als sie ungeplant schwanger wurde. Nach der Geburt ihrer Tochter erkannte die Redakteurin, dass Yoga gerade mit Kindern auch ganz schön rockt. Fortan tauschte sie das glitzernde, aber auch stressige Musikbusiness mit ihrer Arbeit als Yogalehrerin für Kinder, Teens und Familien in Berlin.

Das Schreiben blieb jedoch ein wichtiger Teil in ihrem Leben: Seit zehn Jahren betreibt Helten den Blog Kinderyogaberlin.com. 2017 erschien ihr erstes Buch *Yoga für dich und dein Kind*, 2022 folgte *Yoga mit der Maus*. Die Expertin für kreativen Kinderyoga hat vielfältige Weiterbildungen konzipiert und unterrichtet auf ihre ganz eigene, lebendig-leichte Art in Deutschland, der Schweiz, hauptsächlich jedoch online. Andrea Helten ist Yogalehrerin für Kinder und Erwachsene sowie Potenzialentfaltungs-Coachin nach Gerald Hüther. In ihrem Podcast »Familie Ommm« spricht sie über ihre Erfahrungen aus den Bereichen Yoga, Achtsamkeit und der Arbeit mit Kindern und Familien und verbindet sie zu einem großen Ganzen. Ihr wichtigstes Anliegen: Die jeder Familie zugrunde liegende, ureigene Magie – im Alltag so manches Mal verschüttet – wieder zu entfachen. Bunt, lebendig und voller Freude!

Andrea Helten lebt mit Mann und Teenie-Tochter in Berlin und immer öfter auch auf Zypern.

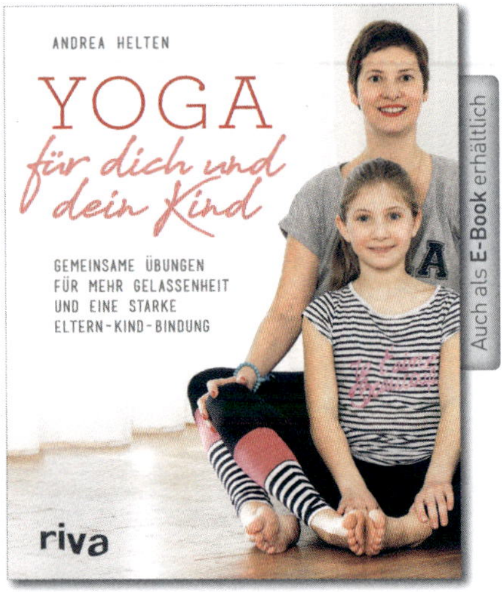

192 Seiten
19,99 € (D) | 20,60 € (A)
ISBN 978-3-7423-0245-8

Andrea Helten

Yoga für dich und dein Kind

Gemeinsame Übungen für mehr Gelassenheit und eine starke Eltern-Kind-Bindung

Yoga als Weg der Verbindung

Yoga ist ideal, um die Beziehung zum eigenen Kind zu vertiefen. Beim gemeinsamen Üben begegnet man sich achtsam und spielerisch zugleich. Zudem ist Yoga auch für Kinder förderlich, da es die Muskeln stärkt, die Beweglichkeit verbessert und eine ausgleichende Wirkung auf Körper und Geist hat.

Die erfahrene Kinderyogalehrerin und Mutter Andrea Helten zeigt über 60 abwechslungsreiche Übungen für Eltern und Kind. Diese können frei kombiniert, mit fantasievollen Geschichten verbunden und in Abfolgen von beliebiger Dauer absolviert werden. Das Programm kann dabei perfekt auf die Bedürfnisse des Kindes angepasst werden – von klassischen Yogapositionen über entspannende Meditationen und motivierende Flows bis zu einfachen Massagegriffen ist für jede Situation das Richtige dabei. Während Eltern und Kind gemeinsam in Bewegung kommen, erleben sie so ganz besondere Momente der Nähe – und haben gleichzeitig richtig viel Spaß zusammen!

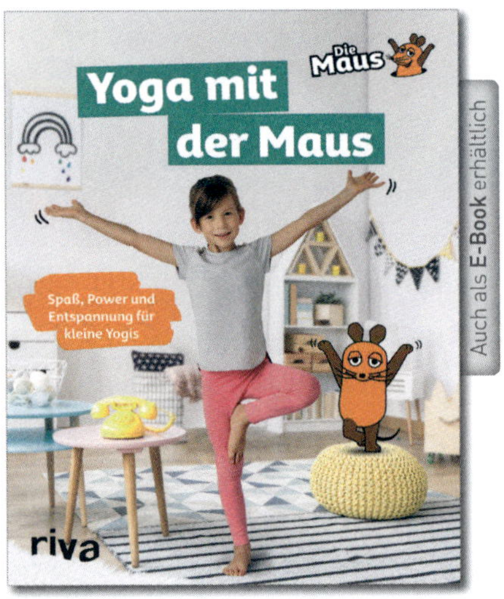

112 Seiten
15,00 € (D) | 15,50 € (A)
ISBN 978-3-7423-1994-4

Andrea Helten

Yoga mit der Maus

Spaß, Power und Entspannung für kleine Yogis

Niemand erklärt besser als die Maus! In diesem Buch entdecken Kinder ab sechs Jahren gemeinsam mit Maus, Elefant und Ente, wie viel Spaß Yoga macht: Sie lernen die Geschichte des Yoga kennen und erfahren, warum es Groß und Klein so guttut. Die 30 Übungen zum Austoben und Entspannen enthalten klassische Asanas wie Hund, Kobra oder Baum, aber auch Hilfreiches für den Alltag wie Übungen gegen Aufregung, um Wut rauszulassen oder abends zur Ruhe zu kommen. Dadurch verbessern Yogis im Grundschulalter ihr Körpergefühl und fördern spielerisch Konzentration, Koordination und Balance. Mit kleinen Aufgaben regt die Maus die Kinder an, selbst kreativ zu werden – wie könnte zum Beispiel die Yogaübung Ente aussehen? Doch auch Erwachsene können von der Maus lernen: Hintergrundinfos versorgen interessierte Eltern mit dem nötigen Yogawissen und Partnerübungen fördern eine gute Eltern-Kind-Bindung.